KB234907

소녀와 여자 사이에
생리가 있다

소녀와 여자 사이에 생리가 있다

발 행 일 | 2012년 3월 30일
초판 2쇄 | 2012년 5월 25일

지은이 | 성영모
펴낸곳 | 북마크
펴낸이 | 정기국
기획 · 편집 | 박채령 이헌건
디자인 | 서용석

주 소 | 서울특별시 마포구 성산동 81-6 수흥빌딩 202-A
전 화 | (02) 325-3691
팩 스 | (02) 335-3691
등 록 | 제 303-2005-34호(2005.8.30)

ISBN | 978-89-92404-64-8 13510
값 | 15,000

산부인과 의사 아빠가 초경을 맞은 딸에게 주는 선물

소녀와 여자 사이에 생리가 있다

성영모 지음

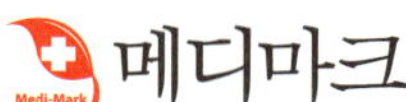

성영모 박사가 책을 발간했다는 소식을 듣고 많이 놀랐습니다. 대학교 수도 아니요, 차분히 연구할 만한 분위기도 아닌 지역사회의 산부인과 병원에서 불철주야 여성 건강을 위해 환자들과 씨름 중인 사람이 이런 책을 내기란 여간 어렵지 않기 때문입니다.

성 박사는 제가 가장 아끼는 후배이자 제자 중 한 사람으로, 오랫동안 지역사회의 의료발전을 위해 특별한 열정으로 살아가고 있습니다.
저자의 풍부한 임상 경험을 바탕으로 쓰인 이 책에는 여성에 대한 그의 진지함과 애정이 그대로 녹아 들어가 있습니다. 최근 중요시되고 있는 미혼여성의 건강뿐 아니라, 결혼을 준비하는 여성은 물론 임신 중인 여성, 폐경기를 맞은 여성에 이르기까지 꼭 필요한 정보들이 담뿍 담겨 있습니다.

그동안 시중에 이와 비슷한 책들이 몇 권 발간되긴 하였으나, 성영모 박사의 책에는 여성에 대한 특별한 사랑이 담겨 있습니다. 남성들과 달리 임신·출산을 겪어야 하는 여성들의 생리적 변화는 물론, 20대에서 40대에 이르는 모든 여성들이 꼭 알아야 할 귀중한 정보들이 새로운 모습으로, 새로운 감동과 함께 다가옵니다.

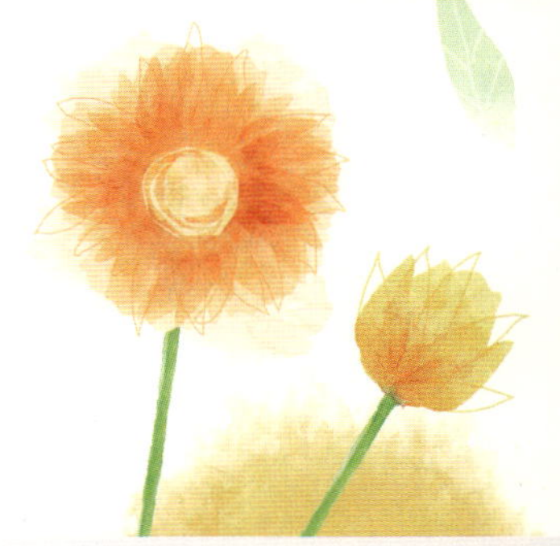

실제로 매일 마주치는 환자와 대화를 하는 듯한 진료 현장의 느낌으로, 환자를 진정으로 사랑하는 산부인과 의사의 입장에서 실감나게 표현한 문체들을 접하노라면 여성 여러분에 대한 성 박사의 애정이 살아서 움직이는 듯합니다.

책 제목에서처럼 의사 아빠가 초경을 맞은 딸에게 주는 이 책은, 자신의 딸뿐만 아니라 우리나라 전체 여성을 위한 따뜻한 선물이기도 합니다. 앞으로도 저자의 풍부한 임상 경험을 바탕으로 계속 좋은 책들을 발간해주기를 바라며, 이 귀중한 책을 우리나라의 모든 여성들에게 추천하는 바입니다.

부디 이 책이 우리나라 여성의 건강과 행복, 나아가 저출산에 신음하는 우리나라의 임신·출산 문화와 모자 건강의 개선에도 큰 기여가 있기를 기대합니다.

2012년 임진년 흑룡의 해에
한양대학교 의과대학 학장 / 한국모자보건학회 이사장
의학박사 박문일

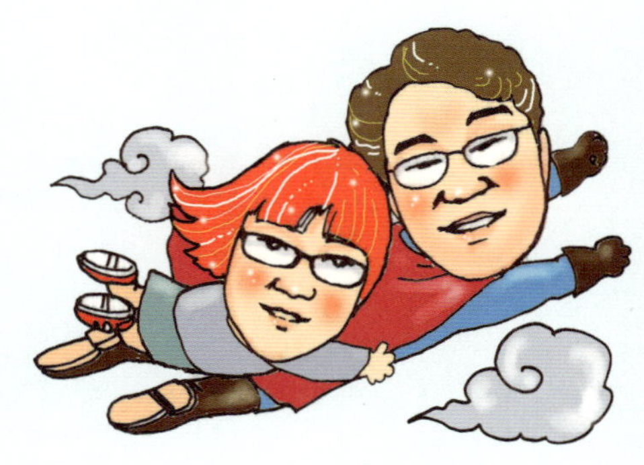

나에게는 세상 무엇보다 소중한 열세 살짜리 딸이 있다. 아내보다 예쁘고, 열 살 난 아들보다 좋다. 왠지 보면 볼수록 기분 좋고 마음이 간다. '공평하게 대해야지' 하다가도 딸아이만 보면 나도 몰래 천진난만한 어린아이가 되어 버린다. 웃고 있을 때는 말할 것도 없고 그림을 그릴 때도, 공부할 때도, 학원에서 돌아올 때도, 심지어 찡그릴 때도 좋기만 하다. 너무 좋아하다 보니 가족들로부터 말을 들을 때도 많다. 그런 소중한 보물과도 같은 아이에게 어느덧 생리할 시간이 다가오고 있다.

직업이 산부인과 의사이고 보니 평소 진료실에서 생리로 인한 고통 때문에 일상생활을 하기도 어려운 환자들을 많이 보아왔다. 초등학생부터 마흔이 훌쩍 넘어버린 여성들까지, 생리를 하는 모든 연령대의 환자들이 찾아와서 고통을 호소한다. 고3 수험생이 시험을 망치는 경우도 있고, 심지어 결혼도 하지 않은 처녀가 자궁이나 난소를 떼어내야 하는 안타까운 경우도 있다. 누구보다 예쁜 얼굴에 세상 근심을 모두 짊어진 것 같은 중년 여성도 있다. 내 딸아이도 혹시 이런 고통을 받게 되지나 않을까 내심 걱정이 된다.

인생의 궁극적인 목적은 행복일 것이다. 고대 그리스의 철학자 아리스토텔레스도 인생의 최고선을 '행복 추구' 라 하지 않았던가. 하지만 어떠한 행복도 건강이 뒷받침되지 않으면 그 의미가 반감되고 만다.

여성의 평균수명이 85세 가까운 요즘, 먹고사는 문제가 어느 정도 해결되고 나면 자연스레 아프지 않고 오래 사는 것이 중요해진다. 건강을 잃어버렸다 되찾은 사람들은 그 중요성을 깨닫고 건강을 위해 엄청난 에너지를 쏟아 붓는다. 그리고 건강한 삶이 바로 행복한 삶이라고 힘주어 말한다. 나는 건강과 행복, 이 두 개의 단어를 합쳐서 '건강한 행복' 이라 말하고 싶다.

세상의 여성이 모두 아프지 말고, 건강하고, 행복했으면 좋겠다.

나는 '여성이 건강해야 가정이 건강하다' 란 문구를 참 좋아한다. 강연을 나갈 때도, 병원의 홍보물을 제작할 때도, 진료를 할 때도 항상 이 문구를 사용한다. 결혼을 한 뒤, 아내가 아프다고 하면 마음이 덜컥 내려앉는다. 그런 날은 일상생활은 물론 병원 일도 안정이 안 되고 뭔가 빠진 듯 찜찜한 기분을 감출 수가 없다. 나뿐만 아니라 모든 남편들이 그러할 것이다.

산부인과 영역에서는 여성의 거의 모든 고통이 생리와 연관이 되어 있
다. 생리통, 배란통, 생리불순, 자궁출혈, 자궁근종, 불임 심지어 피부질
환이나 비만, 우울증, 골반염, 부인암까지 거의 모든 고통이……. 이러한
증상이나 질환에 대해 많은 여성들이 대중매체나 건강강좌를 통해 정보
를 얻지만 실제로 자신의 건강에 대한 정확한 대처방법은 잘 알지 못한
다. 이 때문에 나는 긴 설명이 필요한 환자에게는 시간에 구애받지 않고
열심히 설명하고, 이해시키고, 어떻게 치료해야 되는지 알려준다. 아무
리 시간이 많이 걸려도, 대기 환자가 많이 밀려 있어도 내 앞에 있는 환
자가 정확하게 알 때까지 설명한다.

10대와 20대는 생리 문제로, 30대는 출산 및 육아 문제로, 40대는 건강
과 요실금, 성 상담, 갱년기 문제 등 연령대별로 비슷한 상담과 진료를
많이 한다. 한 환자에게 시간과 정성을 들여 진료를 하는 것도 중요하지
만 '같은 고민과 고통을 안고 있는 많은 여성들을 위해 글로 설명해 드
릴 수 있으면 좋겠다' 하는 생각으로 진료를 하면서 모아둔 경험을 책으

로 묶어 내게 되었다.

내 몸의 가장 유능한 주치의는 바로 자기 자신이다. 나는 이 책을 통해 내 몸에서 일어나는 증상을 여성 스스로 파악하고 인지할 수 있는 기초상식을 알려줌으로써, 여성병으로부터 자기 자신을 지켰으면 하는 마음으로 집필하였다. 일종의 여성병 해방 사전을 만들고 싶었다.

사랑하는 아내의 티테이블 위에, 사랑스런 여성으로 자라나는 딸아이의 책장 한켠에, 가정적이고 자상한 아빠의 사무실에, 여성들의 건강과 행복을 지켜줄 건강기원부적으로 이 책을 선물하고 싶다.

끝으로 이 책의 추천사를 흔쾌히 허락해주신 박문일 학장님과 열심히 뒷바라지를 해준 아내와 가족들, 강남여성병원 직원과 환자 여러분들 그리고 메디마크의 정기국 사장님께 감사의 말씀을 전한다.

잔설이 가시지 않은 2012년 2월의 진료실에서

의학박사 성영모

CONTENTS

Part 1 · 20대 여자가 알아야 할 모든 것

Part 2 — 30대 여자가 알아야 할 모든 것

Chap 1 임신 전

Chap 2 임신 중

Chap 3 출산 후

Part 3   40대 여자가 알아야 할 모든 것

소녀와 여자 사이에 '생리'가 있다

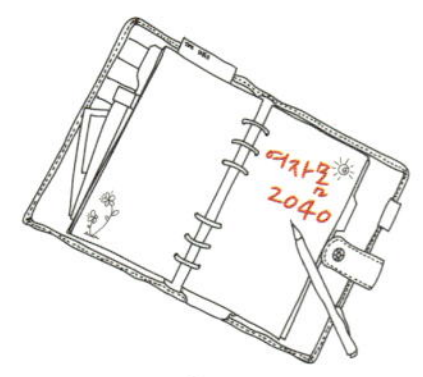

금단의 열매를 따먹어 괘씸죄에 걸린 이브의 형벌이 출산, 곧 생리이다. 여자는 생리 이전까지는 소녀로 머물다가 10대 중반에 생리를 시작하면서 비로소 여성, 즉 여자가 된다. 이후 여성으로 살다가 나이 들어 출산 기능을 할 수 없게 되면 그때 비로소 남성과 다른 여성이 아닌 '사람'이 되는 듯하다. 폐경을 맞았다고 여자가 아니라는 말이 아니라, 이때가 되면 비로소 여성이냐 남성이냐를 떠나 사람으로서의 삶을 돌아보게 된다는 의미이다. 오해하지 마시길.

많은 여성들이 생리를 귀찮아 하고 불편해 한다. 크게 두 가지 증상 때문이다. 심리적으로는 생리전증후군이나 불안, 우울 등의 현상을 보이고, 신체적으로는 생리통, 과다출혈 등의 증상이 있다.

여성 질병의 상당 부분이 생리불순이나 그와 관련된 것으로 일어나는 경우가 많기 때문에 여성의 건강은 생리 건강과 밀접한 연관이 있다. 따라서 이 책의 본문을 소개하기에 앞서 여성 건강의 척도가 되는 생리의 일생에 대해 간단히 밝히겠다.

첫 생리, 즉 초경은 13세 내외에 시작하는데, 최근에는 성장발육 상태가 좋아져서 초등학교 고학년 때 시작하는 경우가 늘고 있다. 서양에서는 초경을 시작하는 여자 아이를 축하하는 파티를 해주기도 한다. 심지어 미국 소녀 100명의 초경 경험담을 모은 《마이 리틀 레드 북》이란 책이 출간되기도 했다.

흔히 여성은 평생 쓸 난자를 가지고 태어난다고 한다. 남성은 고환에서 매일 수억 마리의 정자를 생산해내지만 여성은 평생 사용할 난자를 가지고 태어난다는 말이다. 언뜻 고개가 갸우뚱거려지겠지만, 사실이다. 왜냐하면 난자는 세포분열을 통한 세포증식이 불가능하기 때문이다. 난자는 태아가 엄마 뱃속에서 잉태되는 순간부터 만들어진다.

여자 아이가 처음에 가지고 태어나는 난자의 수는 100만 개 정도이다. 나이가 들면서 그 수는 빠른 속도로 감소하고, 사춘기에 접어들면 20만 ~30만 개로 줄어든다. 난자의 수가 이렇게 빠른 속도로 줄어드는 이유는 배란에 의해 소모되는 난자 이외에도 난소 안에서 성숙하다가 죽는 난자가 엄청나게 많기 때문이다.

사춘기 이후 매달 수백 개의 난자가 소멸하고, 가임기 동안 실제 성숙 과정을 거쳐 배란까지 되는 난자는 450여 개에 불과하다. 한 달에 난자가 하나씩 배란이 되므로 450개를 12개월로 나누면 37년가량 배란이 된다는 말이다. 즉, 여성은 초경을 시작한 뒤 40년 가까이 생리를 하도록 태어난 것이다.

이렇게 한 달에 한 번씩 난소는 난자를 배란하고 동시에 프로게스테론을 생산한다. 이 호르몬은 자궁내막을 살찌워 나팔관으로 들어간 난자가 정자와 만나 수정이 된 뒤 착상할 수 있도록 돕는다. 이때 착상이 안

되면 자궁내막이 떨어져 나와 분비되는데, 이것이 바로 생리이다.

그런데 재미있는 것은 이 난소가 우리 몸에서 가장 빨리 늙는다는 사실이다. 정상적인 여성의 경우, 난소의 노화가 30세 전후에 일어나기 때문에 35세가 넘으면 난자의 질이 떨어져 임신이 되어도 아기가 염색체 이상을 갖고 태어날 확률이 높아진다. 다시 말해 나이가 많은 여성의 난자는 그만큼 노화한 세포이기 때문에 젊고 건강했을 때의 난자보다 덜 건강할 수밖에 없다는 뜻이다. 난소가 정상적인 배란 기능을 발휘하는 기간은 겨우 30~35년이며, 여자 나이 50세에 이르면 그 기능이 완전히 소실된다. 남성은 매일 정자를 생산할 수 있지만 여성은 그렇지 않기 때문에 엄마가 젊을수록 건강한 아기를 낳을 가능성이 높다.

여성 불임의 첫 번째 원인은 건강하지 못한 난소다. 특히 요즘에는 혼인 시기가 늦어지고 출산 연령이 높아지면서 난소의 건강이 더욱 주목을 받고 있다. 게다가 젊은 여성 중에 난소 기능이 정지되는 경우가 늘어나면서 문제가 되고 있다.

난소 기능의 이상은 대부분 염색체 이상이나 면역학적 이상이 있는 경우에 발생한다. 흡연 여성은 비흡연 여성보다 1.5년 정도 빨리 폐경을 맞게 될 가능성이 높은데, 흡연 기간이 길고 흡연량이 많을수록 폐경이 일찍 찾아온다. 또, 방사선 치료나 항암 화학요법을 받은 경우, 수술로 양쪽 난소를 모두 제거한 경우에도 연령에 상관없이 조기폐경에 이른다.

옛날 여성들은 거의 생리를 하지 않고 살았다. 조혼 풍습 덕분에 초경과 동시에 혼인을 하고, 다산으로 인해 출산과 수유를 번갈아 하다 보니 생리를 하는 기간이 얼마 안 되었고, 게다가 수명이 짧았기 때문에 생리로 인한 건강 문제가 발생할 확률이 현대인에 비해 적었다.

그러나 현대 여성들은 초경이 빨라진 반면 혼인은 늦게 하고, 출산도 거의 하지 않는다. 혼인을 하지 않은 싱글 여성의 수도 급격히 늘고 있다. 따라서 거의 평생 동안 생리를 하며 산다고 해도 지나치지 않는다.

생리를 너무 많이 해서 오늘날 여성의 자궁 관련 질환이 늘어난 것이 아닌지 모르겠다. 아직 검증된 바는 없지만 충분히 연관이 있어 보인다.

산부인과 질환의 상당수는 생리와 깊은 연관이 있다. 생리통, 생리불순, 자궁근종, 자궁내막염, 다낭성 난소증후군, 난소암, 자궁암 등 셀 수 없이 많은 질환들이 모두 생리에서 비롯되었다고 해도 과언이 아닐 만큼 생리는 여성 건강에 아주 중요한 척도이다.

20대 여자가 알아야 할 모든 것

Part ①

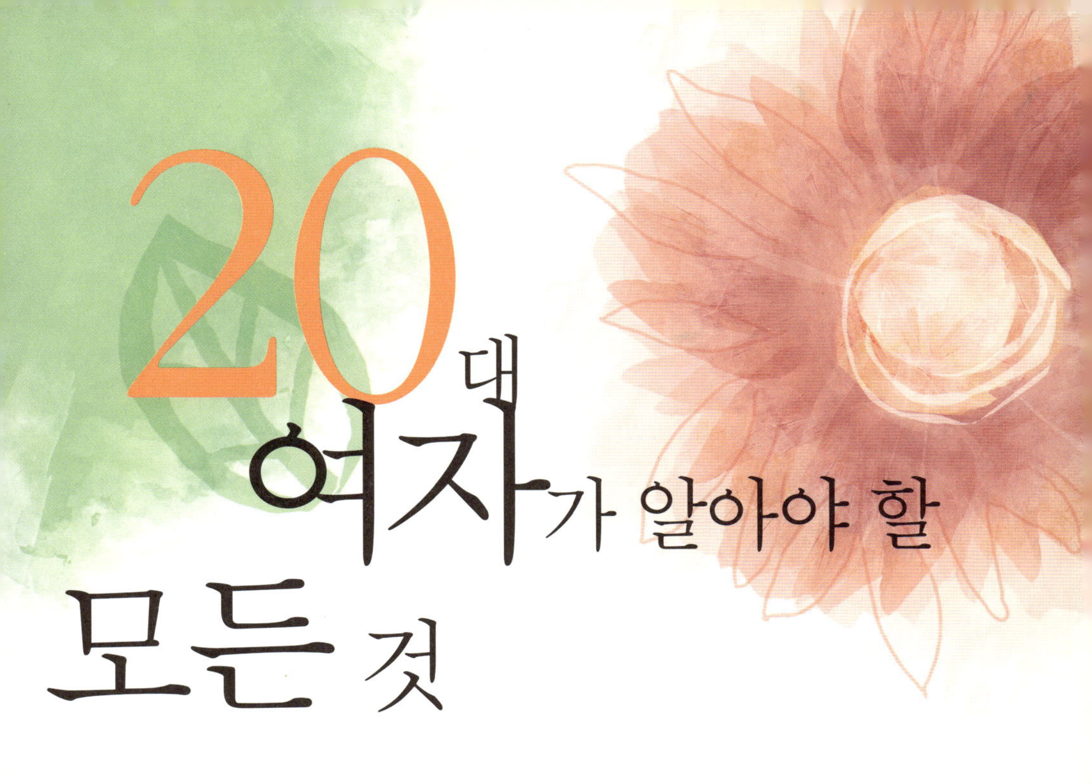

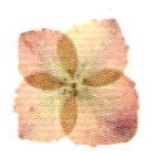

여자 몸의 건강 척도, 생리

최근 몇 년 사이의 일이다. 대학수학능력시험일이 가까워지면 고3 여학생들이 산부인과를 찾아온다. 올해도 어김없이 한 학생이 찾아왔다.

"생리통이 너무 심해서 한 달에 한 번 정도는 결석을 하거든요……."

'아, 생리통이 너무 심해서 치료를 받으러 왔구나' 하고 생각했는데, 이 학생이 병원을 찾은 이유는 다른 데 있었다.

"시험 당일에 생리를 할까 봐 걱정이 되어서요. 지금부터 생리 안 하는 약을 먹어도 될까요?"

몇 년 동안 수능을 준비했는데 정작 당일에 생리통 때문에 평소 실력을 발휘하지 못할까 봐 미리부터 배란 억제제를 먹을까 고민하는 것이다.

이럴 때면 '의사'가 아니라 부모 입장에서 학생을 보게 된다. 그리고 약을 먹어라 말아라 처방하기 전에, 생리 안 하는 약이 어떤 원리로 어떤 작용을 하는지 알려줘야겠다는 생각이 든다.

아이러니하게도 많은 여성이 생리를 하면서도 그 원리를 잘 모른다. 쉽게 말해 생리란 난포에서 배란된 난자가 정자와 만나 수정했을 때 만들어진 수정란이 먹고 자랄 자양분, 즉 밥이다. 생리는 매달 배란된 난자가 수정, 곧 임신이 되지 않았을 때 체내 호르몬의 변화가 생기면서 자궁에 축적된 자양분이 몸 밖으로 배출되는 것이다. 그러므로 생리를 안 하는 약이란 정확히 말하자면 인위적으로 호르몬을 투여해 배란을 억제시킴으로써 생리 일정을 조정하는 것이라고 할 수 있다.

생리 기간을 조정하려면 생리 예정 일주일 전부터 처방된 호르몬제를 복용하면 된다. 호르몬제 복용을 중단하면 보통 2~3일 뒤부터 정상적인 생리가 시작된다.

생리를 하지 않는 약을 처방해달라는 요구 다음으로 가장 많이 듣는 질문이 바로 "생리통이 심할 때 진통제를 먹어도 되나요?"다.

생리통은 가임기 여성의 절반 정도가 겪는 아주 흔한 증상으로 복통, 요통, 두통에다 설사, 소화불량, 구토와 메스꺼움, 근육통까지 그 범위를 한정짓기 어려울 정도로 다양하다. 생리통은 처음부터 나타나는 '원발성'과 자궁이나 난소 등에 문제가 있어 나타나는 '속발성'으로 나뉜다. '원발성 생리통'은 특별한 치료 없이 대체로 나이가 들거나 아이를 낳으면 좋아지는 경우가 많으며, 전문의 상담 후 처방된 피임약을 복용하면서 증상이 나아진다. '속발성 생리통'은 주로 자궁이나 난소의 혹(자궁근종, 자궁선근증, 자궁내막증), 자궁 내 루프 등으로 인해 나타나며, 문제의 원인을 제거하면 사라진다.

만약 생리통이 너무 심해 일상생활에까지 지장을 줄 정도라면, 산부인과를 방문해 문제의 원인을 확인하고, 전문의의 진단에 따르는 것이 좋다. 특별한 원인이 없더라도 아무 진통제나 임의로 복용하지 말고 전문의가 처방해준 진통제를 복용하는 것이 좋다.

생리와 관련된 여성들의 질문은 참으로 다양하다. 몇 가지 예를 들면 다음과 같다.

생리주기에 정답은 없다

24~35일 주기로 생리를 하는 경우가 많아서 이 기간을 정상 생리주기로 생각하지만, 사실 정상 생리주기는 이보다 더 짧을 수도, 길 수도 있다. 생리주기가 사람마다 다른데다 건강 상태와 심리 상태에 영향을 받아 수시로 변할 수 있으므로 정상 생리주기를 명확히 확정짓기는 좀 어렵다.

생리주기에 변화가 오거나 불규칙해지는 것은 흔한 현상이다. 일시적으로 몸이 안 좋거나 심한 스트레스를 받는 경우 생리주기에 변화가 찾아오는데, 대부분 별다른 치료를 하지 않아도 일정 시간이 지나면 안정된다. 하지만 불규칙한 정도가 심하거나 3개월 이상 생리가 없는 경우에는 반드시 산부인과에서 검진을 받아보는 것이 좋다. 또한 30대 중반을 넘어 생리주기가 불규칙해지거나 짧아지면 난자의 질이 떨어지거나 배란기를 맞추기 힘들어 임신 가능성이 낮아진다. 심한 경우 조기폐경의 전조 증상일 수도 있다.

생리주기가 불규칙한 주된 원인으로는 정신적인 스트레스와 급격한 체중 변화, 과격한 운동으로 인한 육체 피로를 꼽을 수 있다. 이외에 비만이나 갑상선질환, 다낭성 난소증후군 등이다.

안정적인 생리주기를 위해서는 적당한 체중을 유지하고 충분한 수면과 휴식을 통해 스트레스를 조절하는 것이 중요하다.

생리량이 너무 많으면 일단 의심을!

생리량 역시 생리주기와 마찬가지로 감정적 · 정신적인 요소와 건강 상태에 많은 영향을 받는다. 일반적으로 생리 기간은 4~6일이 보통이며, 넓게는 2~7일까지도 정상으로 본다. 그 양은 하루에 생리대 3~5개 정도를 사용하는 것으로 보지만, 개인 차가 워낙 심해 이 기준을 벗어난다고 해도 이상이 있는 경우는 의외로 많지 않다.

한 가지 유념할 것은 '자궁근종' 으로 인한 과다월경이다. 자궁근종은 자궁의 평활근 세포에서 자라는 양성 종양으로, 35세 이상의 여성 중 40~50퍼센트가 겪을 정도로 흔한 자궁 질환이다. 자궁근종의 가장 대표적인 증상으로 하복통, 요통, 과다월경 등이 있는데 자궁근종이 자궁내막을 침범하면 핏덩어리를 동반한 과다월경이 발생한다. 보통 움직임에 지장을 줄 정도로 출혈이 심할 경우 어지럼증이나 순간적으로 앞이 깜깜해지는 빈혈 증세까지 불러올 수 있다.

흔히 '월경' 이라는 용어가 '생리' 라는 용어보다 더 많이 사용되었으나 최근에는 '생리' 가 더 흔히 사용되는 듯하다. 그러나 전문적인 분야에서는 아직도 '월경' 이라는 말이 많이 쓰이고 있다.

과다월경 때문에 생활에 불편을 겪는다면 전문의의 진단을 통해 자궁에 문제가 있는지 확인한 후 약물 복용 혹은 자궁절제술, 자궁혈관색전술, 자궁근종용해술 등의 수술이나 시술을 받는 것이 좋다. 또는 자궁 안에 '미레나' 라는 장치를 삽입하여 출혈량을 감소시킬 수도 있다.

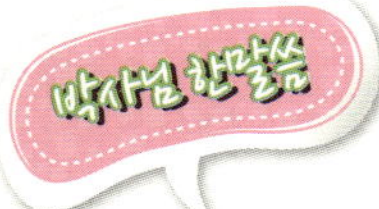

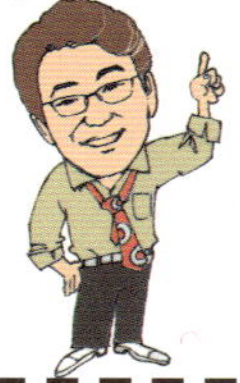

생리는 여성의 건강 상태를 가늠할 수 있는 가장 기초적인 건강 척도이므로, 평상시 자신의 생리주기, 생리기간, 생리량에 관심을 갖는 것이 좋습니다. 만약 생리통이 심해지거나 생리 현상에 변화가 있다면 반드시 산부인과를 찾아 정확한 검진을 받아보는 것이 건강을 지키는 지름길입니다.

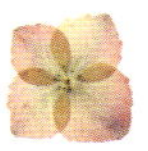

생리로 인한 심리적 장애

월경전증후군과 월경전불쾌장애

여성의 생리는 육체적으로나 정신적으로 참 많은 증상을 나타낸다. 몇 년 전 미국의 한 유명 여배우가 백화점에서 화장품을 훔친 사건이 보도된 적이 있다. 도대체 왜 그랬을까? 화장품 회사를 살 수 있을 만큼 부유했던 그녀가 굳이 도둑질을 하면서까지 그 제품을 갖고 싶었던 것일까? 재판에 회부된 그 사건은 결국 여배우의 월경전증후군으로 밝혀졌고, 그녀는 산부인과 치료를 받아야 했다.

월경전증후군에 대해 일반인들의 관심을 불러일으키는 계기가 되었으니, 어찌 보면 고마운 사건이다. 그동안 많은 여성들이 월경 전에 이상 증상을 보이는 이유를 몰라 홀로 고민하고 괴로워했으니 말이다.

직장인 김은미(25세) 씨가 찾아와 조심스럽게 말을 꺼냈다.

"이유 없이 직장 상사가 쳐다만 봐도 싫고, 후배가 뭐라 말만 꺼내도 짜증이 나요. 혹시 제가 우울증에 걸린 것이 아닐까요?"

일단 이렇게 증상을 호소하며 병원을 찾는 이는 그래도 낫다. 많은 사람들은 그저 버틴다.

"어디 몸이 불편한 곳은 없으신가요?"

“특별히 아픈 데는 없는데 생리 때는 특히 못 참겠더라고요!”

이유 없는 짜증과 우울 때문에 본의 아니게 회사 생활에 불편을 겪던 김은미 씨는 일에 집중도 잘 못하고 무기력해져 생리가 다가올 때마다 주위 사람들의 걱정을 살 만큼 다른 사람이 되곤 했다. 급기야 직장 동료가 병원에 가보는 것이 좋겠다고 해서 어렵게 산부인과를 찾아온 것이다. 상담을 통해서 그동안 자신이 겪은 증상이 보통의 여성보다 훨씬 심각해 치료가 필요하다는 사실을 알게 된 김은미 씨는 곧바로 약물 치료를 시작했다. 동시에 자신의 불규칙하고 올바르지 못한 생활습관을 개선하려고 노력하고 있다.

월경전증후군(Pre-menstrual syndrome)이란 ‘월경이 있기 며칠 전부터 생기는 불안과 짜증 등의 반복적인 증상’ 을 총칭해 부르는 것이다.

월경전증후군 증상은 150여 가지나 되는데, 여성들이 주로 경험하는 것은 몇 가지 정도이다. 가장 흔한 증상이 바로 짜증, 감정기복, 불안, 우울, 피로, 입맛의 변화 등이다. 월경전증후군은 전체 가임기 여성의 75퍼센트가 적어도 한 번 이상 경험하는 아주 흔한 증상으로, 자궁적출술을 받았다고 해도 난소가 남아 있으면 증상이 나타날 수 있다.

월경전증후군의 증상은 나이가 많고 스트레스가 클수록 심해지며 우울증이나 공황장애, 기타 정신과적 질환이 있거나 앓은 적이 있을 때, 만성 질환을 앓고 있을 때 빈번하게 나타난다. 월경전증후군은 성호르몬의 불균형, 엔도르핀(Endorphin)이나 세로토닌(Serotonin) 같은 물질의 상호작용 등 다양한 이유 때문에 발생한다고 알려져 있지만 아직까지 정확한 원인은 밝혀지지 않았다.

월경전증후군을 치료하려면 우선 증상을 바르게 체크해야 한다. 월경전증후군은 식습관과 가벼운 유산소 운동을 통해 증상을 완화시킬 수 있다. 대개 저지방 식품과 채소 섭취를 늘리면 증상이 완화되고, 비타민 B · C · E와 칼슘 섭취도 도움이 된다.

과음과 흡연, 카페인 섭취는 증상을 악화시킬 수 있으므로 자제해야 한다. 빨리 걷기와 같은 유산소 운동은 체내 엔도르핀 분비를 증가시키고, 실내보다는 실외에서 햇볕을 쬐며 운동을 하는 것이 더욱 효과적이다. 하지만 이러한 생활습관 관리에도 불구하고 증상이 나아지지 않는다면 병원을 찾아 전문의의 진료를 받는 것이 중요하다.

치료가 시급한 '월경전불쾌장애'

월경전불쾌장애는 월경전증후군의 증상이 더욱 심하게 나타나는 형태로, 일상생활과 업무는 물론 인간관계에도 영향을 줄 수 있을 정도의 우울증과 유사한 증상을 보인다. 월경전불쾌장애는 월경전증후군보다 진단 기준이 엄격하다. 핵심 증상으로는 우울, 절망감, 불안, 긴장, 급격한 감정기복, 짜증, 신경질 등이 있으며 기타 증상으로는 무기력감, 식탐, 수면장애, 집중력 저하, 각종 신체 통증 등이 있다. 이 가운데 다섯 가지 이상을 경험한다면 월경전불쾌장애라고 진단한다. 만일 지난 일 년간 생리 기간 중 7회 이상 이러한 증상이 나타났다면 반드시 병원을 방문해서 진단을 받아야 한다.

월경전증후군의 자가진단

전체 가임기 여성의 40퍼센트 이상은 월경전증후군 치료가 필요할 만큼
증세가 심하고, 5퍼센트 정도는 이로 인해 일상생활이나 사회생활에 지
장을 받을 정도이다.

만약 유방에 통증이 있거나 배에 가스가 차는 불편한 느낌, 두통이나 부
종 등의 신체 증상과 우울함, 분노, 불안 등의 정신 증상 가운데 각각 한
가지 이상을 경험하고, 이 때문에 일상생활에 영향을 받는다면 월경전
증후군으로 진단할 수 있다. 그리고 이런 증상이 월경 시작 전 5일 이내
에 나타났다가 월경 시작 후 4일 이내에 사라지기를 최소 두 달 동안 연
속으로 경험했다면 명확한 월경전증후군으로 볼 수 있다.

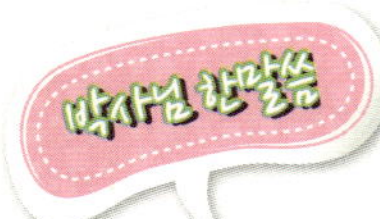

월경전증후군의 관리

월경전증후군을 겪는 대부분의 여성들은 예전부터 생긴 증상이라고 생각
하고 참고 견딘다. 그리고 진통제나 비타민제에 의존하곤 하는데, 월경전
증후군을 겪는 여성 자신도 힘들겠지만 그 주변 사람들에게도 부정적인
영향을 주기 때문에 증세가 심해 일상생활이 힘든 경우에는 반드시 의사
와 상의해서 처방을 받는 것이 좋다.

장기적으로 피임약을 복용하면 급격한 호르몬 변화를 막아 정서적으로 안정
될 수 있으며, 단기적으로는 항우울제 등의 도움을 받을 수도 있다.

이 시기에는 주변인으로부터의 관심과 배려가 중요하다. 또한 충분한 휴
식과 수분 섭취, 적당한 운동 등으로 체력을 유지하도록 한다.

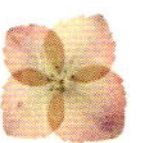

무서운 무월경

몇년 전 방영된 드라마 〈산부인과〉에서 'MRK 증후군(Mayer-Rokitansky Syndrome)' 이라는 질환을 소개한 적이 있다. 일반인은 거의 모를 정도의 희귀병으로, 무월경 증상을 보이는 특수 케이스 중 하나이다. MRK 증후군 환자는 질이 짧거나 막혀 있으며, 질 상부 혹은 자궁이 없는 등 선천적으로 질이나 자궁 같은 내부 생식기에 이상이 나타난다.

이 드라마를 보고 한 여학생이 병원을 찾아왔다. 고등학교 2학년인데 아직 생리를 하지 않는다는 여학생은 다짜고짜 눈물부터 쏟아냈다.

"선생님, 저도 MRK 증후군인가요?"

겁에 질린 채 폭풍 같은 눈물을 흘리는 학생을 위로하고 일단 검사를 시작했다. 다행히 내부 생식기에는 아무 이상이 없었고, 몇 개월 후에 그녀는 건강하게 생리를 시작했다.

사람에 따라 생리를 시작하는 시기는 천차만별이다. 최근에는 성장 발육 상태가 양호해 초등학교 때 생리를 시작하는 여학생이 많고, 중학교에 입학하면 거의 대부분 초경을 경험한다. 하지만 일부는 학업 스트레스나 기타 여러 요인으로 또래보다 조금 늦은 경우가 있다. 뭐든 적당한 때가 좋은 법이니 이상 징후가 있다면 반드시 병원부터 찾는 버릇을 들여야 한다.

사실 화장실도 혼자 가지 못하는 여학생들이 산부인과를 방문한다는 것은 낙타가 바늘구멍에 들어가는 것만큼이나 어려운 일이기는 하다. 다 큰 처녀도 산부인과 찾는 것을 꺼리는 국내 정서가 안타깝다.

MRK 증후군의 증상 중 하나로 사춘기가 지나도 생리를 하지 않는 무월경이 있다. 이 무월경 현상은 내부 생식기 결손으로 나타나며, 질을 넓히는 수술을 통해 정상적인 성관계는 가능하지만 대개 임신은 불가능하다. 하지만 난소나 유방, 외음부 등의 외형은 정상이기 때문에 정확한 검사를 통해 진단을 받아야 한다.

최근 청소년 성장과 발육이 빨라지면서 여학생의 초경 연령도 낮아지는 추세이다. 대한소아과학회 학술대회에서 발표된 자료에 따르면 사춘기 여학생들의 평균 초경 연령은 12.5세이며, 12세에 초경을 시작한 학생이 가장 많다고 한다. 보통 16세 이전에 초경을 하는데, 간혹 고등학교에 진학해서도 생리가 없다면 영성 생식기 이상을 생각해 보아야 한다.

초경, 성장 차와 가족력에 따라 늦어질 수도

무월경이란 월경이 아예 없거나 이상적으로 월경이 멈추는 것을 뜻하는데, 크게 '원발성 무월경'(처음부터 월경이 전혀 없었던 상태)과 '속발성 무월경'(가임기 여성 중 6개월 이상 월경이 없는 상태)으로 구분된다.

15세 이후에도 초경이 나타나지 않는 청소년이나 난소 발달이 더딘 경우 또는 가족력에 의해 초경이 늦어지는 경우가 가장 흔하다. 이외에도 과도한 운동이나 정신적 스트레스, 체중 감소 등도 초경을 늦추는 요인이다. 사실 이러한 요인은 일정 시기가 지나거나 문제 요소가 사라지면 해결되므로 크게 걱정하지 않아도 된다.

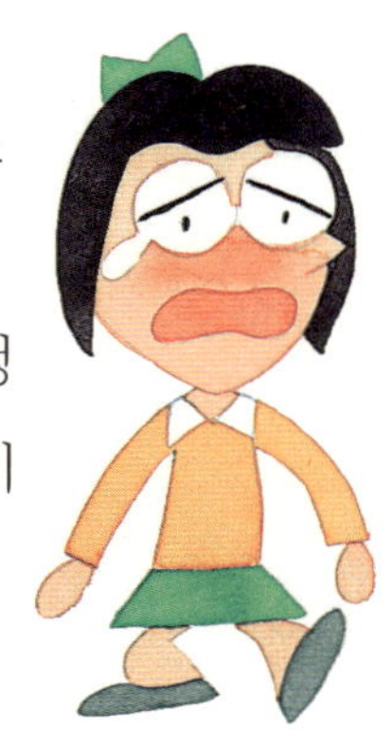

뇌종양, 터너 증후군 등도 의심해 봐야

15세가 지나도 초경이 나타나지 않는 청소년의 경우 문제가 되는 것은 바로 뇌종양이나 터너 증후군, MRK 증후군 등이다. 뇌종양 등으로 인해 시상하부나 뇌하수체에 이상이 생겨서 무월경 증상이 나타날 수도 있고, 흔하지는 않지만 염색체이상(X염색체 하나의 부분적 결손 또는 전체 결손)으로 인한 태아기의 난소 발육부전이 그 원인으로 작용하는 '터너 증후군' 으로도 나타날 수 있다. 이외에도 성 호르몬 대사에 필요한 효소 결핍, 처녀막이 완전히 막혀 있는 경우 등도 무월경의 원인이 되므로 정확한 검사를 통해 그 원인을 찾아야 한다.

상담과 간단한 검사로 진단 가능

무월경 증상으로 인한 2차 문제를 예방하려면 15세 이후에도 초경이 시작되지 않는 경우 산부인과를 방문하여 정확한 원인을 확인하는 것이 중요하다. 우선 자세한 병력 청취와 시진, 촉진, 문진을 통한 이학적 검사를 받게 되는데, 이것만으로도 무월경의 감별 진단이 가능한 경우가 많다. 이보다 더 정확한 진단을 받으려면 호르몬 검사와 염색체 검사, 영상 검사 등이 추가로 이루어져야 한다.

사춘기 여학생들은 산부인과 방문을 부끄러워하는 경우가 많습니다. 하지만 무월경 증상이 지속적으로 나타나는 경우, 그 원인을 찾아내 치료하지 않으면 생리불순, 불임 등으로 이어지거나 병을 더 키울 수 있습니다. 예를 들어 생식관 기형으로 인한 무월경일 경우 월경혈이 생식관 내에서 배출되지 못하고 축적되면서 혈자궁, 질혈종, 질농혈종 등이 발생할 수 있고, 자궁내막증 발생률이 증가하기도 합니다. 따라서 무월경 증상이 있다면 꼭 산부인과를 찾아 정확한 진단과 치료를 받아야 합니다.

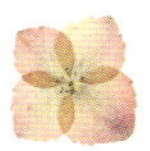

여자들의 여름병, 냉방병

서른이 갓 넘은 우리 병원 허은영 간호사는 한여름에도 카디건, 양말, 스카프 등이 들어 있는 커다란 백을 들고 다닌다. 그리고 아침 출근길 지하철을 타자마자 카디건을 꺼내 입고, 한 30분가량 가다가 스카프를 꺼내 목에 두른다.

유독 추위를 많이 타기는 하지만 지하철에서 뿜어져 나오는 강력한 한기를 버티기 힘들기 때문이다. 심하면 중간에 잠시 내려 몸을 좀 풀고 다음에 오는 지하철을 탈 만큼 그녀의 출근길은 고생스럽다. 병원에서 근무할 때조차 유니폼 위에 카디건을 덧입고 있는 그녀를 볼 때마다 하루 종일 추위와 싸우는 모습이 안쓰럽기도 하다. 하지만 어쩌겠는가. 병원을 찾는 환자들에게 최상의 서비스를 하려면 보송보송한 환경을 유지해야 하는데. 미안해, 허 간호사.

후텁지근한 여름철 에어컨 사용이 늘면서 병원을 찾는 '냉방병 환자'도 늘어난다.

대부분의 회사원들은 좋든 싫든 하루 종일 사무실에서 에어컨 바람을 쐬어야 한다. 특히 중앙집중식 냉방인 경우에는 원하는 대로 온도를 조절할 수도 없다. 그러다 보니 회사원 다섯 명 중 두 명은 냉방병에 시달리고 있다고 할 정도로 그 피해가 크다.

왜 냉방병에 걸릴까?

냉방병은 사실 의학적으로 정의된 용어가 아니라 에어컨 같은 냉방기 사용으로 인해 바깥 온도와 실내 온도의 차이가 커짐에 따라 체내 자율 신경이 급격한 온도 변화에 일시적으로 따라가지 못하면서 나타나는 여러 가지 증상을 일컫는 일반적인 표현이다.

냉방병의 증상으로는 피로, 권태감, 두통, 어지럼증, 흉부 압박감, 소화 불량, 요통 등이 있다. 여성의 경우에는 생리불순과 심한 생리통이 오기도 한다. 에어컨이 가동되는 밀폐된 사무실에서 장시간 근무하는 사람들은 피부 트러블, 각막염, 알레르기성 비염, 편도선염 등을 호소하기도 한다. 이는 환기가 잘 이루어지지 않아 건물 안의 유해물질이 축적되고 습도가 지나치게 낮아지기 때문이다.

여성들이 더 취약한 냉방병

냉방병을 호소하며 병원을 찾는 사람은 남성보다 여성이 많다. 여성이 냉방병에 더 약한 이유는 남성보다 복잡한 생리구조를 가지고 있기 때문이기도 하지만 그보다 더 큰 원인은 옷차림이다.

대부분의 사무실은 여름철에도 양복에 넥타이를 매는 남성들이 시원함을 느낄 수 있을 정도의 온도로 조절되는 경우가 많다. 이런 이유로 짧은 치마나 민소매 셔츠 등 노출이 많은 옷을 입고 근무하는 여성들은 체온 유지가 어려워 냉방병에 더 쉽게 걸리는 것이다.

냉방병으로 인한 냉증이 지속되면 손발 저림과 생리불순이 심해지고, 여성 불임의 원인이 되기도 한다. 또한 에어컨의 찬 공기가 피부에 닿으면 에어컨 속 오염물질과 세균이 피부에 들러붙어 피부 트러블을 일으킬 수 있으며, 실내가 건조해지면서 피부건조증이 생길 수도 있다.

냉방병을 예방하려면

냉방병을 예방하려면 우선 외부 온도와의 차이가 섭씨 5도 이상 되지 않도록 조절해야 한다. 뿐만 아니라 세균이 쉽게 번식하는 에어컨 필터는 되도록 2주일에 한 번씩 교체하고, 수시로 창문을 열어 환기를 시키는 것이 좋다.

또한 에어컨의 찬 공기가 피부에 직접 닿지 않도록 하고, 체온을 보호할 수 있는 카디건이나 목을 보호할 수 있는 스카프를 준비해 가볍게 덧입는 것이 좋다. 특히 대중교통을 이용하는 여름철에는 가벼운 보온용 의류를 준비하는 것이 현명한 방법이다.

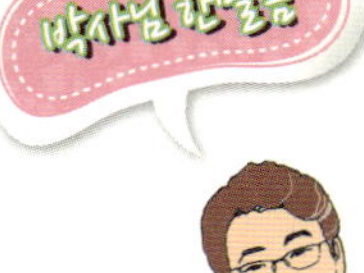

민감한 여성의 몸을 냉방병으로부터 보호하려면 되도록 노출 부위를 최소화하고, 핫팩이나 무릎담요 등으로 몸을 따뜻하게 하는 것이 좋습니다. 또한 찬 음료 대신 따뜻한 물이나 따뜻한 차를 마시는 것을 권장합니다.

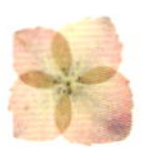

수족냉증,
우습게 보다 큰코다친다

"**발**이 너무 차가워서 남편이 놀라요."

마흔을 바라 보는 김지양 씨의 고민이다. 평소 손발이 차가워 수족냉증인가 보다 하며 대수롭지 않게 여겼는데, 나이가 들면서 증상이 심해졌다. 여름철이면 남편은 그녀의 차가운 손발을 죽부인 삼아 잠이 들곤 했다. 하지만 찬바람이 불면서 잠결에 스치는 그녀의 차가운 발에 소스라치게 놀라는 남편을 보고 혹시나 남편이 자신을 멀리할까 봐 걱정이 되어 병원을 찾은 것이다.

"처녀 때부터 손발이 차서 여름에도 항상 따뜻한 차를 마셨는데…… 옆에서 자는 사람이 놀라 돌아누울 정도로 제가 비정상적으로 차가운 사람인가요?"

말하는 그녀의 눈에 눈물이 맺히려고 한다. 몸이 찬 것은 알았지만 별다른 걱정을 하지 않았던 그녀가 남편이 돌아누은 것 때문에 서운해서 흘리는 눈물이다.

"이제라도 오셨으니 다행입니다. 오히려 남편께 고마워해야 하겠네요."

남편이 돌아눕지 않았더라면 김지양 씨가 병원을 찾을 마음이 들었을

리는 만무한 일. 그러니 남편에게 오히려 고마워해야 한다는 말이다.

'수족냉증' 은 혈관 질환이나 신경계 문제가 원인으로 작용하기도 하지만 대부분 특별한 이상 증세 없이 유독 손발이 찬 경우가 많다. 이런 경우에는 따로 치료를 하거나 약을 먹기보다는 손과 발 보온에 신경 쓰고, 족욕이나 마사지를 자주 해주며 생활관리에 신경 쓰는 것이 증세 완화에 도움이 된다.

추운 날씨가 이어지면서 양하윤(47세) 씨도 종종 손발이 차고 저린 증상을 겪는다. 얼마 전부터 대형 슈퍼마켓 계산대에서 근무하기 시작했다는 양하윤 씨는, 업무 특성상 하루 종일 손끝으로 키보드를 눌러야 하는데다, 찬바람이 불어대는 외부 출입문 바로 앞에 있어서 퇴근 무렵이 되면 손톱이 멍든 것처럼 새파래져 있는 경우가 많았다. 잠깐 그러고 말겠지 하고 대수롭지 않게 여겼던 하윤 씨는 날이 갈수록 손발이 저리고 통증이 점점 심해져 결국 병원을 찾아왔다.

수족냉증은 대부분 특별한 이상 질환 없이 체질에 따라 나타나지만 나이가 들면 혈관벽이 좁아지고 혈액순환이 잘 되지 않아 수족냉증 증세가 나타나기도 한다. 손발이 차가울 뿐만 아니라 많이 움직일 때도 통증이 나타나곤 하는데, 이런 경우에는 '말초동맥경화증' 을 의심해볼 수 있으므로 반드시 전문 의료기관을 찾아 원인을 분석하고 그에 따른 적절한 치료를 받아야 한다.

신속한 치료가 필요한 수족냉증

수족냉증은 손이나 발에 지나칠 정도로 냉기를 느끼는 병이다. 대부분

추운 겨울에 증상이 나타나지만, 그렇다고 겨울에만 나타나는 병은 아니다. 따뜻한 곳에서도 손발이 시리듯 차가운 것이 바로 수족냉증이다. 손과 발 이외에도 무릎이 시리고 아랫배, 허리 등 다양한 신체 부위에서 냉기를 느끼는 경우가 많다. 수족냉증의 원인 질환 중 가장 흔한 것은 레이노 현상이다. 추위나 스트레스에 노출되면 혈관이 과도하게 수축되어 혈액순환이 원활하지 않게 되면서 처음에는 손끝 부위가 파랗게 변하다가 나중에는 혈관이 확장되면서 붉은색으로 변하는데, 이때 가려움증이나 통증을 동반한다. 수족냉증을 방치하면 생리통, 생리불순 등의 부인과 질환으로 연결될 수 있으므로 신속한 치료가 필요하다.

여성들이 특히 주의해야 하는 수족냉증

수족냉증은 자율신경계인 교감신경 반응이 예민해지면서 혈관 수축이 일어나기 때문에 호르몬 변화가 심한 30~40대 여성에게 주로 나타난다. 최근에는 20대 여성의 발병률이 높아지고 있어 젊은 여성들도 주의해야 한다.

수족냉증은 남성보다 여성에게서 더 많이 발생하는 것으로 알려져 있다. 여성들은 초경, 임신, 출산, 폐경 등 호르몬의 변화가 많기 때문에 자율신경계와 혈관 확장 및 수축에 영향을 많이 받게 된다. 또 키나 체중에 비해 근육량이 적은 신체적 특성으로 인해 남성보다 수족냉증 발병률이 높다.

이외에도 스트레스가 쌓이면서 혈액순환이 힘들어지면 수족냉증뿐만 아니라 각종 심혈관 질환으로 이어질 우려도 높다. 특히 전업주부의 경우에는 운동량이 부족할 뿐만 아니라 빨래, 설거지 등을 할 때 기온이 낮은 환경에 많이 노출되어 혈액순환이 잘 이루어지지 않고, 임신 및 출산 과정에서 영양분이나 철분이 부족해져 수족냉증이 발병하기 쉬우므로 주의가 필요하다.

합병증이 무서운 수족냉증, 나쁜 생활습관 교정이 최우선

수족냉증 치료의 목표는 증상을 완화시키고 조직손상을 막는 것이다. 가장 중요한 치료법은 나쁜 생활습관을 고치는 것이다.

수족냉증을 치료할 때는 손과 발만 따뜻하게 해주어서는 안 되고 몸 전체를 따뜻하게 해주어야 한다. 반신욕이나 족욕은 혈액순환을 도와주어 몸을 따뜻하게 해주므로 좋다. 피부가 건조해지지 않도록 보습에 신경 써야 하며, 스트레스 조절 능력을 키우면 도움이 된다. 복식호흡도 스트레스 완화에 좋다. 흡연은 무조건 삼가야 하며, 혈관을 수축시킬 수 있는 피임약이나 심장약, 편두통약, 혈압약 등을 임의로 복용해서는 안 된다.

아울러 근육량을 늘릴 수 있는 근력운동과 심폐운동, 가벼운 유산소 운동을 꾸준히 해주는 것이 좋다. 또 숙면과 함께 규칙적인 생활을 하는 것이 수족냉증 완화에 큰 도움이 된다.

손발이 차갑거나 저리고 통증이 있다고 모두 수족냉증이라고 하기는 힘듭니다. 수근관증후군, 척추관협착증 등의 관절 질환이 있는 경우에도 손발 저림이나 통증이 나타날 수 있으므로 정확한 진단과 처방을 위해 병원을 방문하는 것이 좋습니다. 간혹 증세가 심각해지면서 주위 사람들과의 접촉에 부담감을 느끼는 심리적 위축현상을 가져올 수도 있으므로, 수족냉증을 가볍게 생각하지 말고 적극적으로 치료 받기를 바랍니다.

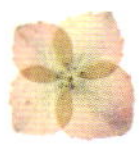

아랫배 아프고 분비물 심하면 골반염

"**선**생님, 아랫배가 콕콕 찌르는 것처럼 아파 죽겠어요."

"몸이 오슬오슬 추운가요?"

"네. 온몸이 덜덜 떨리고, 열도 나요."

며칠 전부터 배가 아프다고 병원을 찾아온 회사원 박세영(25세) 씨는 최근 업무량이 늘어 스트레스도 심하고, 몸도 많이 피곤해서 몸살이려니 생각하고 병원을 찾아왔다. 그러나 검사 결과는 '골반염' 이었다.

"골반염이 뭐예요?"

"골반염은 자궁경관에 모였던 병원균이 자궁내막, 나팔관, 난소, 복막으로 올라오면서 골반기관의 염증을 일으키는 질환입니다."

결국 박세영 씨는 일주일 동안 입원 치료를 받았고, 꾸준히 산부인과 검진을 받고 있다.

자궁경관의 세균 감염이 원인

골반염은 대부분 임질이나 클라미디아균 같은 성병균 때문에 발생하지만 드물게 구균류, 인플루엔자균, 기타 여러 균이 원인으로 작용하기도 한다. 보통 세균 감염으로 인한 질염이나 자궁경부염을 제대로 치료하지 않고 방치해두면 세균이 자궁을 통해 위로 올라가 골반염이 생기는 것이다.

골반염의 주요 증상은 흔히 아랫배나 골반 부근의 통증과 발열, 냉·대하증 등을 보이지만 과다 월경, 배뇨 시 불편감, 오한 등 다양한 증상을 보이기도 한다. 증상이 다양할 뿐만 아니라 움직이지 못할 정도로 심한 통증을 호소하는 경우도 있고 반면에 자각 증상이 전혀 없는 경우도 있다.

최소 2주일간 항생제 치료 필수

골반염은 골반 진찰, 분비물 배양 검사, 초음파 검사 및 혈액 검사 등을 통해 진단하는 것이 기본이지만 때로는 정확한 진단을 위해 자궁내막 조직 검사나 복강경 검사를 하기도 한다.

검사 결과 골반염으로 진단이 내려지면, 정도가 심하지 않은 경우 광범위 항생제를 이용해 치료한다. 정도가 심하지 않다 하더라도 최소 2주일간은 항생제 치료가 필요하며, 증상이 심하거나 고름주머니가 생겼을 경우에는 반드시 입원 치료를 받아야 한다.

방치할 경우 불임 위험

임신이 되지 않아 산부인과를 찾는 여성들의 경우 종종 나팔관 폐쇄 또는 복막이나 골반 내 장기유착 등의 구조 변형을 발견하고는 한다. 대부분 골반염을 제때 치료하지 않고 방치해 생긴 것이다. 아무리 가벼운 증상을 보이는 골반염이라 해도 불임의 위험이 있으므로 반드시 의사의 진찰과 치료를 받아야 한다.

골반염으로 인해 장유착까지 진행되면 변비, 하복부 통증 등으로 고통받을 수 있으며, 완벽한 치료가 되지 않으면 증상이 반복되어 나타날 수 있다. 또 골반염은 임질이나 클라미디아균 같은 성매개성 질환이 원인이므로 여성이 골반염에 걸리면 배우자도 항생제 치료를 받아야 한다.

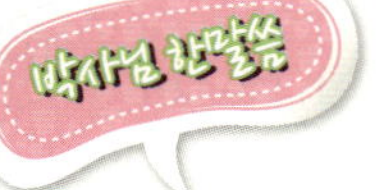

골반염은 완벽하게 치료하지 않으면 재발 가능성이 높고, 주기적으로 반복되어 나타날 수 있으므로 증상을 처음 발견했을 때 의사 처방에 따라 끝까지 치료를 진행해야 합니다. 특히 인공유산 시술을 한 여성은 골반염이 생기기 쉬우므로 각별한 주의가 필요합니다.

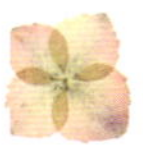

특별한 증상이 없는 자궁의 혹, 자궁근종

"**소**연이 자궁에 혹이 있대."

"어머 정말? 어떡해!"

"한 개도 아니고 여러 개 있대."

"어쩜 좋아!!!"

지하철에서 옆자리에 앉은 대학생들이 소곤거리는 소리가 들린다.

최근 몇 년 사이에 자궁근종 환자가 부쩍 늘어났다. 이 가운데 가임기 여성 환자가 증가 추세인데다 40~50대 환자 비율이 70퍼센트에 달하게 되면서 자궁근종에 대한 관심이 날로 높아지고 있다.

월경과다와 복부 통증이 있다면 자궁근종을 의심하라

자궁근종은 자궁의 평활근 세포에서 자라는 양성 종양으로 40~50대에 가장 흔히 발생한다. 자궁근종 환자의 절반 이상은 특별한 증상을 느끼지 못해 산부인과 검진을 받기 전에는 자신이 자궁근종에 걸린 사실을 모르는 경우가 많다.

특별한 자각 증상이 없기 때문에 대부분의 여성들이 자궁근종을 그냥 지나쳐 버리는 경우가 많은데, 근종의 위치와 크기에 따라 동반되는 증상이 몇 가지 있으므로 미리 알아두면 도움이 될 것이다.

가장 흔한 증상은 '월경과다' 이다. 움직임에 지장을 줄 정도로 출혈량이 극심하여 어지럼증이나 순간적인 빈혈 증세까지 부를 정도라면 자궁근종을 의심해볼 수 있다. 이외에도 골반 압박감, 생리통, 골반통, 요통, 빈뇨, 성교 시 통증 등이 나타날 수도 있다.

증상과 크기에 따라 다른 치료법

자궁근종은 간단한 초음파 검사만으로도 쉽게 알아볼 수 있다. 자궁근종으로 진단을 받더라도 대개 특별한 증상이나 통증이 없는 경우가 많고, 양성 종양이기 때문에 약물 치료나 수술 없이 정기검진을 통해 근종의 크기 변화를 살펴본 후 치료 여부를 결정한다.

근종의 크기가 3~5센티미터 미만이면 자궁은 보존하면서 근종만 없애는 '자궁근종용해술' 을 시행한다.

자궁근종용해술은 레이저나 고주파로 체내에 있는 혹에 열을 가해 혹만 제거하는 방법이다. 제거된 혹은 콜라겐으로 변한 뒤 정상 조직 내에 흡수되어 서서히 사라진다. 자궁근종용해술은 개복을 하지 않고 질이나 복부를 통해 치료하기 때문에 흉터나 출혈이 없을 뿐만 아니라 통증이 덜하고 회복이 빠른 것은 물론 시술 후 바로 일상 복귀가 가능하다는 것이 장점이다.

근종의 크기가 5센티미터 이상이면 '복강경수술' 이나 '개복수술' 을 통해 자궁근종절제술을 하는데, 최근에는 복강경수술을 많이 시행한다. 복강경수술은 개복하는 대신 0.5~1센티미터의 작은 구멍을 3~4개 뚫어 가느다란 관을 넣고 복강 내에 가스를 주입해 공간을 확보한 다음 이 관을 통해 특수하게 고안된 수술기구로 수술을 하는 방법이다. 자궁은 최대한 보존하면서 근종만 제거하는데다 수술 후 흉터도 적고 회복 기간도 짧다. 최근에는 단일공복강경수술을 하기도 하는데 이 수술은 배꼽 주변에 작은 상처만 하나 남는다.

폐경기 여성의 경우에는 주로 '전자궁절제술'을 시행하는데, 이는 '자궁적출'을 의미한다. 전자궁절제술은 말 그대로 자궁을 제거하는 수술이다. 자궁근종, 자궁선근종, 자궁내막증 등으로 유발된 생리통, 하복부 불쾌감, 성교통 등의 고통에서 벗어날 수 있다는 장점이 있다. 대부분 증상도 없어지고 임신할 염려가 없어 성생활을 더욱 즐길 수 있으나 일부 여성의 경우에는 여성성의 상징인 자궁을 제거함으로써 상실감이 커 심리적 위축감과 함께 우울증이 생기기도 한다.

자궁근종은 가임기 여성에게서 흔히 발견되지만 이 물혹이 암으로 발전할 가능성은 극히 적습니다. 검진 시 자궁근종으로 진단받으면 즉시 수술 치료를 결정하지 말고 먼저 근종의 크기와 위치를 살핀 다음 정기적인 검진을 통해 근종의 변화 양상을 주기적으로 체크해야 합니다.

가임기 여성뿐 아니라 폐경 이후의 여성이라 할지라도 되도록 극심한 상태만 아니라면 자궁을 보존하는 치료를 시행합니다. 자궁적출 후 여성들은 자신감 상실과 의욕 저하, 대인기피증을 보이거나, 수치심과 같은 정서적인 문제를 일으킬 수 있으므로 치료 방법을 신중히 결정햐야 합니다. 또한 자궁근종으로 인한 신체적 해로움이 많을 경우에만 자궁적출을 해야 되며, 자궁적출을 하더라도 여성호르몬 에스트로겐을 분비하는 난소가 존재하므로 여성으로서 여성성을 유지할 수 있다는 점을 잊지 말아야 합니다.

자궁근종용해술

자궁은 보존하면서 근종만 없애는 기술로 레이저나 고주파를 이용해 자궁의 근종에 고열을 가해 근종을 줄이거나 제거할 수 있다. 줄어든 자궁근종 조직은 콜라겐으로 변한 뒤 정상 조직 내에 흡수되어 서서히 사라지게 된다.

자궁근종용해술은 개복을 하지 않고 질이나 복부를 통해 치료하기 때문에 흉터나 출혈이 없을 뿐만 아니라 통증이 덜하고 회복이 빠르다는 장점과 함께 시술 후 바로 일상복귀가 가능하다는 특징이 있다. 그래서 수술을 꺼리거나 자궁을 보존하고 싶은 여성들이 선호하는 치료법이다. 하지만 5센티미터이상의 커다란 자궁근종이나 자궁선근종에는 효과가 적으므로 전문의의 상담을 받고 치료 방법을 결정하는 것이 좋다.

자궁의 물혹,
수술해야만 하나요?

"수술해야 하나요?"

자궁이나 난소에 혹이 발견되었을 때 가장 먼저 하는 질문이다.

여드름이 나면 일단 상태를 보고 약을 발라 치료하거나 크기가 너무 크고 화농이 심하면 경우에 따라 절제술을 시술하기도 한다. 마찬가지로 자궁이나 난소에 생긴 물혹도 위치와 크기에 따라 즉시 수술을 요하는 경우도 있지만 문제가 크지 않을 경우에는 즉시 수술을 받기보다는 2~3개월 정도 혹의 성장이나 변화 상태를 살펴본 후 치료법을 결정하는 것이 좋다.

산부인과 진료를 하면서 가장 흔히 접하는 것이 바로 자궁이나 난소에 혹이 발견되는 경우다. 요즘엔 너무 흔해서 대부분의 여성이 자궁에 혹 하나쯤은 가지고 있다고 봐야 할 정도이다.

자궁 내부의 혹이 악성 종양이면 암조직이고 양성 종양이면 흔히 '물혹'이라고 한다. 자궁에 혹이 생긴 것을 '자궁근종', 난소에 물혹이 생긴 것을 낭종이라 한다.

자궁근종은 가임기 여성의 20~30퍼센트, 특히 35세 이상 여성의 절반 정도가 갖고 있을 정도로 흔하며, 난소 역시 물혹이 생기기 쉬운 기관이다. 나이가 들면서 증가하다가 폐경이 되면서 감소한다.

배란을 하는 가임기 여성의 경우 특히 배란 전후로 난소 혹이 생겨날 수 있는데, 이것은 대개 크기가 작고 증상이 없으며, 수주에서 수개월 이내에 저절로 사라진다. 자궁 내부의 혹 역시 암으로 발전할 확률은 1퍼센트 미만으로 드물며, 다른 장기로 전이되지 않기 때문에 특이상황만 아니라면 즉각적인 수술은 하지 않아도 된다.

호르몬 주사를 맞거나 경구피임약을 복용하는 방법도 있다. 하지만 이러한 치료법은 치료를 중단할 경우 증상이 다시 재발할 수 있기 때문에 일시적인 방편에 불과하다.

자궁이나 난소는 무척 예민하고 섬세한 기관이기 때문에 성급하게 수술을 결정하는 것은 오히려 위험할 수 있다. 그러므로 자궁이나 난소에서 혹이 발견되었다고 해서 너무 심각하게 고민하거나 즉각적인 치료법을 찾으려 하지 말고 경과를 살피는 마음의 여유를 갖는 것이 현명한 대응책이라 할 수 있다.

수술할 경우

난소낭종의 경우 대개 5센티미터 미만의 낭종은 배란이 안 된 우성난포의 가능성이 높아 2~3개월 지켜보는데 5~6센티미터 이상의 낭종은 정상으로 줄어들 확률이 적으므로 수술적 치료를 권하고 있다.

자궁근종의 경우 3~5센티미터 미만은 3~4개월 간격으로 지켜보면서 갑자기 크기가 커지거나, 하복통·요통 등의 증세가 심하거나, 과다출혈 등으로 빈혈이 심해지면 자궁적출이나 근종적출술을 권하고 있다.

자궁근종은 생기는 위치에 따라 다음과 같이 분류된다.

1) 점막하근종 - 자궁내막 바로 하부에 생기며 심한 자궁출혈, 빈혈의 원인이 된다.

2) 근층내근종 - 자궁벽 속에 생기며, 심한 생리통을 유발시킬 수 있다.

3) 장막하근종(표층근종) - 자궁의 표면에 생기며, 아무런 증상 없이 단순히 하복부에 볼록하고 단단한 혹이 만져져 흔히 똥배라 생각되기도 한다.

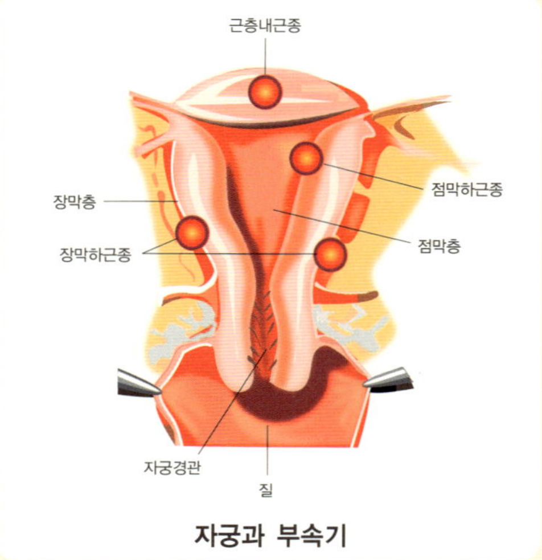

자궁과 부속기

자궁경부암, 주사 한 방이면 OK!

난소암, 유방암과 더불어 한국 여성의 3대 암 중 하나가 바로 자궁경부암이다. 그러나 자궁경부암은 원인이 밝혀졌기 때문에 백신으로 예방이 가능하다. 따라서 '혹시 나도?' 하면서 불안에 떨지 말고 일찌감치 예방 백신을 맞는 것이 안전하다. 성 경험이 없는 여성일수록 유리하므로 백신은 일찍 맞을수록 좋다. 자세한 설명은 뒤에 덧붙이겠다.

수많은 여성을 공포에 떨게 한 자궁경부암은 도대체 무엇인가?

주부 정은주(35세) 씨가 병색이 완연한 모습으로 나를 찾아왔다.

"때도 아닌데 피가 보이고요……."

병원을 찾아야 하는 첫 번째 증상이다.

"속옷에 분비물이 늘고, 냄새도 심해지는 것 같고……."

증상이 악화되고 있는 중이다.

"점점 살이 빠지더니만 자꾸 다리가 붓고 허리가 아파요."

결국 온몸 구석구석 안 아픈 곳이 없어 병원을 찾은 것이다.

전형적인 자궁경부암의 초기 증상을 순서대로 모두 겪고 뒤늦게 병원을 찾은 정은주 씨. 검사 결과 '자궁경부암' 이라는 말에 깜짝 놀란 그녀는 바로 수술을 받았다. 다행히 수술 경과가 좋아 정기검진과 함께 생활관리만 잘 하면 안심해도 된다는 말에 비로소 마음을 놓은 눈치다.

산부인과 질환의 첫 번째 증상은 이상출혈이다. 손이라도 베이면 호들갑을 떨면서 피를 닦아내고 약부터 발라대는 사람들이 질출혈에는 왜들 그리 둔감한지 알다가도 모를 노릇이다. 산부인과 의사로 십수 년을 살아왔지만, 나는 아직도 그녀들의 그런 심리는 정말 모르겠다.

이상출혈, 냉증, 하혈, 체중감소 등이 대표적인 증상

자궁경부란 자궁의 아래쪽 3분의 1을 차지하는 부분으로, 이곳에 생기는 암을 '자궁경부암'이라고 한다. 자궁경부암은 전 세계적으로 두 번째로 많이 발생하는 여성암이며, 우리나라에서도 전체 여성의 10퍼센트 정도가 자궁경부암에 걸리는 것으로 알려져 있다.

자궁경부암의 대표적인 증상은 성교 후의 경미한 질출혈이다. 처음에는 속옷에 피가 조금 묻어나는 정도이지만 시간이 지날수록 출혈 및 질 분비물이 증가하고, 악취가 심해진다. 암이 진행되면서 주변 장기인 직장이나 방광, 요관, 골반벽 등의 조직에도 영향을 미쳐 배뇨 곤란과 혈뇨, 직장 출혈, 허리 통증 등의 증상이 나타난다. 다른 암과 마찬가지로 자궁경부암 역시 조기 발견 시 치료율이 높은 편이다.

5년 생존율도 0기의 경우 95퍼센트 이상이며, 1기의 경우 80~95퍼센트, 2기에는 60~80퍼센트, 3기는 35~45퍼센트, 4기는 5퍼센트 이하이다. 또한, 검진을 통해 자궁경부뿐 아니라 자궁경부 안쪽의 상태까지 살펴볼 수 있어 전체적인 자궁 건강 상태를 관리하는 계기가 되기도 한다.

인유두종 바이러스 감염이 원인

자궁경부암의 발생은 주로 성 접촉에 따른 인유두종 바이러스 감염이며, 자궁경부암 환자의 99.7퍼센트 이상, 즉 대부분이 고위험 인유두종 바이러스 감염으로 알려져 있다.

이렇듯 자궁경부암은 여타 암과 달리 그 원인이 분명하게 밝혀져 있기 때문에 예방법이 확실한 몇 안 되는 부인과 질환 중 하나이다. 최근 조사에 따르면 성 경험이 있는 여성 10명 중 1명이 인유두종 바이러스에 감염된 것으로 나타났다. 게다가 자궁경부암에 걸리는 여성의 연령대가 점점 낮아져 35세 미만의 환자 비율이 지난 10년 사이에 두 배 가까이 증가한 것으로 보고되었다.

인유두종 바이러스 감염은 대부분 자연치유가 되지만 감염자의 5퍼센트 정도는 암으로 발전하고, 감염 후 15년 이내에 암에 걸릴 수 있기 때문에 주의가 필요하다.

부작용이 거의 없는 예방 백신

자궁경부암은 원인이 명확하기 때문에 예방도 쉽다. 백신만 맞으면 된다. 2007년 9월에 도입된 자궁경부암 예방 백신은 우리나라의 경우 두 종류가 나와 있으며, 이 백신은 자궁경부암 발생 원인의 70퍼센트를 차지하는 고위험군 바이러스 2개 종류(16번, 18번)에 거의 90퍼센트 이상의 예방 효과가 있다.

예방 백신 접종에 가장 적합한 연령은 성 경험이 없는 9~26세 여성이다. 하지만 성 경험이 있는 여성이어도 인유두종 바이러스 감염 여부를 확인한 후 백신 접종을 하면 어느 정도 예방 효과를 기대할 수 있다.
백신 접종 이후 주사를 맞은 부위에 발열이나 통증, 어지럼증 등의 이상 증상이 나타날 수 있지만 이런 현상은 다른 백신 접종에서도 흔히 나타날 수 있는 증상이며 금세 해소되기 때문에 크게 걱정할 필요가 없다. 30대 이후에는 백신 접종 외에도 정기적인 검진을 통해 관리를 받는 것이 좋다.

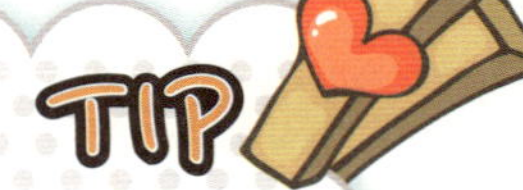

자궁경부암은 사람이 걸릴 수 있는 암 중에서 원인이 명확히 밝혀진 몇 안 되는 여성 질환으로 유일하게 백신이 개발된 상태이므로 예방이 가능합니다. 만약 평상시 성 관계가 빈번하거나 자궁경부염·질염 등으로 인해 냉증이 심한 경우, 질출혈 등의 증상이 나타나면 반드시 백신 접종과 더불어 정기 검진을 받을 것을 권합니다.

자궁경부암을 예방하는 세가지 방법

1) 정기적으로 산부인과를 방문하여 자궁경부암 검사를 받는다.
2) 산부인과 전문의와 상담한 뒤 자궁경부암 예방 백신을 맞는다.
3) 균형 있는 식생활, 적당한 운동 등 건강한 생활습관으로 면역력을 높인다.

증상이 없어 더 무서운 병, 난소암

차라리 어딘가 아파서 찾아오게라도 만들고 싶은 암이 바로 난소암이다. 그만큼 증상이 거의 없고, 발견하면 이미 3기가 넘어 손쓸 방도가 거의 없다. 게다가 난소암은 환자의 절반 이상이 사망하는 무서운 병이다.

난소는 난자를 만들어내는 여성 생식기관으로 자궁의 좌우에 각각 한개씩 있다. 난소는 배란뿐만 아니라 유방의 발육, 몸의 곡선 유지, 체모 성장 등에 필요한 여성 호르몬을 분비하는 중요한 역할을 하는 기관이다. 그런데 난소에서 비정상 세포들이 통제되지 않고 성장하면 악성 종양인 난소암이 발병할 수 있다.

난소암은 자궁경부암에 이어 두 번째로 흔한 부인과 암이며, 사망률이 매우 높다. 그 이유는 암세포가 전이되기 전까지 증상을 보이지 않아 난소암 환자의 75퍼센트 이상이 3기 이상 진행된 상태에서 발견되어 치료 시기를 놓치는 경우가 많기 때문이다. 심지어 말기에도 증상이 가벼운 질환으로 오해하는 경우가 많다.

난소암의 발병 원인은 다른 암과 마찬가지로 정확히 밝혀져 있지 않지만 몇 가지 위험 요인은 있다.

첫째, 가족 중에 난소암 환자가 있는 경우 난소암에 걸릴 위험이 높아진다. 이는 난소암에 유전성이 있다는 뜻으로, 유전자 검사에서 양성일 경우가 음성인 경우보다 난소암에 걸릴 확률이 10배 이상 높으므로, 반드시 정기적인 검진이 필요하다. 그러나 95퍼센트 이상의 난소암은 가족력이 없는 환자에게서 발생하고 있어 유전적 영향 이외의 다른 조건도 큰 영향을 끼친다고 볼 수 있다.

둘째, 본인이나 가족이 유방암, 자궁내막암, 직장암 등의 과거 병력이 있는 경우 난소암에 걸릴 위험이 높아진다.

셋째, 배란 횟수가 적을수록 난소암에 걸릴 위험이 낮아진다. 대표적인 경우로 임신을 들 수 있다. 임신은 난소암 발생을 방지하는 경향이 있어서, 출산 횟수가 한 번이면 출산을 전혀 하지 않은 여성에 비해 약 10퍼센트가량 위험이 감소하고, 세 번 출산을 하면 위험도가 무려 50퍼센트나 줄어든다. 또한 출산 후 모유수유를 하는 경우에도 배란을 억제하여 월경을 지연시키기 때문에 난소암의 위험이 감소한다.

넷째, 고지방·고단백 식품을 섭취하는 식습관과 비만, 석면과 활석 등의 환경 유발물질 등은 난소암의 위험을 증가시킨다.

난소암은 보통 복부 불편감과 통증, 팽만감, 구역질, 설사, 빈번한 배뇨, 비정상적인 질출혈 등의 증상을 보이지만, 이때는 이미 암이 3기~말기에 접어든 경우가 많다. 게다가 외과수술과 항암치료에도 불구하고 5년 생존율이 50퍼센트 미만에 불과하고 사망률이 57퍼센트에 이른다. 따라서 일단 발병하면 반 이상이 사망한다고 봐야 한다.

또한 난소암은 유방암과 밀접한 연관이 있어 난소암에 걸리면 유방암이 생길 가능성이 3~4배 높아지고, 유방암에 걸리면 난소암이 생길 가능성이 2배나 높아진다.

이처럼 위험한 질환이지만, 조기 발견이나 예후 예측을 위한 진단법은 아직까지 없다. Ca125, Ca19-9 같은 종양표기 물질을 혈액검사를 통해 측정할 수는 있지만 난소암뿐만 아니라 자궁근종, 자궁내막증, 골반암 등의 질환에서도 높은 수치를 보일 수 있으므로 참고만 될 뿐 정확한 진단법은 아니다. 세계적으로 다양한 연구가 진행되고 있지만 아직까지 뚜렷한 연구결과가 나오지 않고 있어 안타까울 뿐이다.

발병하면 일단 절반은 사망하는 무서운 현실 속에서 난소암의 공포를 줄일 수 있는 방법은 난소암 발생 요인을 되도록 줄이는 생활을 하고, 정기적인 산부인과 검진을 통해 건강 상태를 확인하는 것뿐입니다.
아이러니하게도 난소암이 제일 많이 발견되는 경우는 건강검진 시 질초음파를 통해서입니다. 따라서 여성의 건강검진 시 질초음파는 필수입니다.

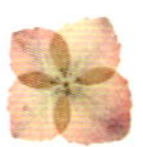

조기 예방이 최선인 유방암

얼마 전 47세 싱글녀인 김현숙 씨가 찾아왔다. 가슴에서 붉은색 분비물이 나온 것을 발견하고 얼굴이 하얗게 질려서 온 것이다. 진단 결과는 유방암 1기. 그나마 조기에 발견을 해서 무척 다행스러운 경우이다.

전문직 여성인 김현숙 씨는 혼기를 놓치고 혼자 살면서 평소 건강관리에 꾸준히 신경을 쓰고 있었다. 기름진 음식은 피하고, 당근이나 오이 등을 챙겨 놓고 허기를 느끼면 먹곤 했다. 또 주말이면 동네 뒷산에 올라 맨손체조와 등산을 게을리하지 않았다고 한다. 나이에 비해 늘씬한 몸매를 유지하는 비결인 듯하다.

2년에 한 번씩 직장 건강검진도 빠짐없이 했을 뿐만 아니라 추가 비용을 부담하면서까지 몸 구석구석 건강관리에 신경을 썼는데 암 판정을 받고 보니 병에 대한 불안보다는 자신의 노력이 허사가 된 것에 더욱 실망한 눈치였다.

"혼자 살면서 몸이 아프면 그만큼 서러운 것이 없어서 정말 열심히 관리했는데……."

"다행히 초기에 발견했으니, 크게 걱정하실 필요는 없습니다."

"지난봄에 검사했을 때만 해도 아무 문제 없다고 했거든요."

조기 발견의 행운을 열심히 강조했지만, 억울하다는 듯 눈물을 가득 머금은 눈으로 나를 바라보고 있는 그녀에게는 아무 소용이 없었다.

'마음이 놀란 거야.'

곁에 돌봐줄 사람 하나 없이 혼자 사는 사람들은 질병 그 자체에 대한 무서움과는 다른 형태의 부담을 안게 된다. 그래서 혼자 사는 사람들이 더욱 밥벌이를 열심히 하고, 관계 맺기에도 정성을 들이는 모양이다.

유방암 확진을 받을 경우, 수술은 피할 수 없는 선택이다. 만약 암을 확실히 제거할 수 있는 초기라면 유방을 최대한 보존하면서 암세포와 주변 조직을 일부 제거하는 '유방보전술'을 받게 되고, 이후 경과에 따라 항암 화학요법, 방사선 치료, 항호르몬 치료 등을 선택적으로 병행할 수 있다.

첫 치료를 마치고 돌아가는 김현숙 씨의 모습이 전과 달리 활기차 보였다.

"이제 좀 편해 보이시네요."

"네, 간단하게 치료할 수 있다니까, 선생님만 믿을게요! 게다가……."

갑자기 그녀는 활짝 웃으며 눈꼬리를 올린다.

"제가 평소 건강 염려증 때문에 이것저것 보험을 많이 들어놨더니, 생각보다 많은 보험금을 받게 되었지 뭐예요."

'아하, 그래서 기분이 좋아졌구나! 아무튼 다행이다. 계속 우울해 있으면 치료에도 도움이 되지 않아 걱정했는데. 역시 철저한 사람들은 뭘 해도 다르군' 하는 생각이 들었다.

유방암 검진이 필요한 이유

대한유방암학회와 국립암센터에서는 30세 이후의 여성은 매달 유방 자가검진을, 35세 이후는 2년 간격으로 전문의 진료를, 40세 이후에는 1~2년 간격으로 전문의 진료와 검사를 받을 것을 권하고 있다. 유방암 정기검진은 전문의 상담과 함께 X선 촬영을 통한 유방 촬영술과 초음파를 이용한 유방 초음파만으로도 충분하다.

여성의 가슴은 여성성과 모성애, 아름다움의 상징이라 할 수 있다. 아름다운 가슴을 평생 유지하고자 한다면 성형수술이나 보정속옷보다 정기적인 검진을 받는 것이 먼저다. 유방암은 오늘날 한국 여성암 중 발생 빈도가 높은 만큼 조기 발견을 위해 정기적으로 진료를 받고, 직계가족 및 형제·자매 중 유방암 환자가 있을 경우에는 반드시 유방암 선별검사를 받아보는 것이 좋다.

선진국형 질병이라 불리는 유방암은 유방의 유관과 유엽의 상피세포에 생기는 암을 말한다. 유방암은 단시간 내에 한국 여성들 사이에 가장 흔한 암으로 자리 잡았다. 그 원인은 비만, 모유수유 감소, 식습관의 서구화 등으로 추정하고 있지만, 정확한 원인은 아직 밝혀지지 않았다. 다만 여성 호르몬인 에스트로겐이 유방암과 직접적인 관련성이 있다는 정도만 밝혀졌을 뿐이다.

유방암은 초기 단계에서는 대체로 증상이 없다. 하지만 유방암이 중기에 이르게 되면 유방에서 최소 1센티미터 이상의 멍울이 만져진다. 또 유두에서 피가 섞인 분비물이 나오거나 젖꼭지에 습진이 생기고 유방 피부가 오렌지 껍질처럼 두꺼워진다. 그리고 말기에 이르면 유두가 유방 속으로 들어가는 유두 함몰 상황에까지 이를 수 있다. 모든 암이 그렇듯이 유방암 역시 조기 발견하면 치료율이 높은 편이지만 자각증상이 없는 만큼 치료 시기를 놓칠 수 있기 때문에 정기적인 진료와 검사가 필요하다.

유방암 예방과 국민계몽을 위해 해마다 10월이면 넷째 주 월요일에 '핑크 리본 데이' 행사를 진행한다. 핑크 리본은 가슴을 꼭 죄는 코르셋 대신 실크 손수건 두 장과 핑크 리본으로 앞가슴을 싼 데서 유래되었으며, 여성의 아름다움과 건강 그리고 가슴의 자유를 의미한다. 핑크 리본 캠페인의 취지는 유방암의 심각성을 널리 알리고 조기검진에 관심을 갖게 하는 것이다.

유방암 발견을 위한 가장 기본적인 검사는 유방 X선 촬영 또는 유방 초음파이다. 유방 X선 촬영은 암이 되기 전단계의 석회화를 또렷하게 발견할 수 있다. 유방 초음파는 X선 촬영에서 볼 수 없는 치밀유방의 내부 낭종을 자세하게 검사할 수 있는 검사법이다.

집에서도 간단하게 자가 진단을 할 수 있다. 첫 번째 방법은 거울을 마주보고 서서 양쪽 유방을 비교하여 크기, 색깔, 함몰 여부를 알아보는 것이다. 두 번째 방법은 겨드랑이 안쪽에서부터 바깥쪽까지 멍울이 있는지 손으로 만져보고, 젖꼭지에서 분비물이 나오는지 살펴보는 것이다. 세 번째는 누워서 검진하려는 쪽 팔을 올리고 반대쪽 손으로 유방 주위를 만져 보는 것이다.

이처럼 간단한 자가 진단으로 유방암이 의심되어 병원을 찾았다가 암 판정을 받은 환자가 전체 유방암 환자 중 60퍼센트에 이른다. 물론 이들은 대부분 조기에 암을 발견했기 때문에 치료율도 높다.

식습관 개선을 통해 유방암을 예방하는 것도 좋은 방법이다. 한국유방암학회에 따르면 술과 비만은 유방암의 위험을 높이고 채소와 과일은 위험을 감소시킨다. 비타민 C, 섬유질, 무기질, 피토케미컬 등이 풍부해 유방에 좋기 때문이다. 이소플라본이 풍부하게 들어 있는 콩 식품도 에스트로겐 대사작용에 영향을 미쳐 유방암을 예방하는 효과가 크다.

예전에는 유방암에 걸리면 수술로 유방을 절제하는 경우가 많았습니다. 유방은 여성성의 상징이므로 유방을 절제하면 정신적 상실감과 우울증을 동반하는 경우가 흔합니다. 하지만 유방암을 조기 발견하면 유방을 최대한 보존하는 수술을 통해 안전하게 암 치료가 가능하므로 조기 검진이 무엇보다 중요합니다.

이럴 땐 유방암이 의심되므로 병원으로 고고 씽!

1. 유방에서 최소 1센티미터 이상의 멍울이 만져진다.
2. 유두에서 피가 섞인 분비물이 나오거나 유두 주위에 습진이 있다.
3. 유방의 피부가 오렌지 껍질처럼 두꺼워졌다.
4. 유두가 함몰되었다.

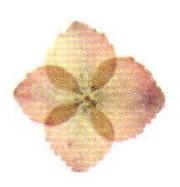

암 발병률 1위, 갑상선암

한여름인데도 목에 스카프를 두르고 병원을 찾은 조진경(40세) 씨. 조심스럽게 스카프를 푸니, 얇고 하얀 목에 목걸이 같은 흉터가 보인다.

"어릴 때 갑상선 수술을 받았어요."

최근에는 내시경으로도 갑상선 수술이 가능하기 때문에 그녀의 목에 있는 것 같은 커다란 수술 자국이 남지는 않는다. 흉터 제거술을 받으려고 왔나 하고 궁금해 하던 차에 그녀가 입을 열었다.

"갑상선 수술을 받은 사람은 갑상선암에 걸리지 않나요?"

이게 무슨 소린가?

"갑상선항진 때문에 갑상선을 떼어냈기 때문에 저는 갑상선암에 걸리지 않을 거라는데, 정말 그런가요?"

"그렇지 않습니다. 갑상선을 완전히 없앴다면 모르지만 그것이 아니라면 신체 다른 부위에서 갑상선암 조직이 발견될 수 있습니다."

최근 유방암을 제치고 '여성암 발병률 1위'를 차지한 갑상선암이 여성 건강을 위협하고 있다는 뉴스를 본 조진경 씨는 예전에 받았던 수술 덕분에 자신은 혹 갑상선암을 피해 갈 수도 있지 않을까 궁금해서 병원을 찾은 것이다. 다행히도 그녀는 첫 수술 이후 식이요법을 꾸준히 지속해 갑상선암의 증후는 없어 보였다.

갑상선암 발병률의 증가는 사실 병 자체의 증가라기보다는 초음파 진단의 증가 때문이 아닐까 추측된다. 갑상선암은 특별한 자각 증상이 없기 때문에 검진을 받지 않고서는 발병 여부를 도통 알 수가 없다.

자각증상이 전혀 없어 더욱 위험

우리 몸에는 호르몬을 분비하는 기관이 있는데, 이를 '내분비기관'이라고 부른다. 내분비기관에는 각종 자극 호르몬을 분비하는 뇌하수체, 당뇨병과 밀접한 연관이 있는 인슐린을 분비하는 췌장(이자), 스테로이드를 분비하는 부신 등이 있다. 갑상선도 내분비기관 중 하나로 체내 모든 기관의 기능을 적절하게 유지해주는 역할을 하는 갑상선호르몬을 생산, 조절한다.

갑상선암은 갑상선에 생긴 암을 총칭하는 것으로, 아직 정확한 발병 원인은 밝혀지지 않았지만 방사선 과다 노출이나 유전적 요인에 따른 것으로 보고 있다. 이런 요인 때문에 세포 성장을 자극하는 신호가 증가하거나 성장을 억제하는 신호가 사라지면 성장 조절의 균형이 깨지고 결국 세포 성장이 과속화되어 종양이 될 수 있다는 정도가 현재까지 알려진 것의 전부다.

갑상선암이 위험한 이유는 특별한 자각증상이 없기 때문이다. 환자는 대부분 별 증상 없이 앞 목에 덩어리가 만져져 병원을 찾게 되는데, 이때는 이미 암이 상당히 진행되어 전이가 되었을 가능성이 높다. 이런 경우기도를 압박하거나 기도 내로 암이 침습하여 호흡곤란이 생길 수도 있다. 기도 내로 침습한 경우에는 가래에 피가 섞여 나올 수도 있다. 간혹 10퍼센트 정도의 환자는 통증, 쉰 목소리, 음식물을 삼킬 때의 불편한 느낌 등이 조기에 나타나기도 한다.

정기검진이 최선의 예방법

별다른 자각증상이 없는 갑상선암을 예방할 수 있는 최선의 방법은 바로 정기검진이다.

갑상선 이상은 혈액 검사, 초음파 검사, 미세침 흡인 검사(조직 검사) 등의 간단한 검사만으로도 이상 여부를 진단받을 수 있다. 혈액 채취 후 혈액 내 호르몬 수치를 조사하는 혈액 검사는 갑상선이 제기능을 하고 있는지 판단하는 가장 기본적인 검사다. 초음파 검사는 고해상의 초음파 기계로 갑상선 결절(혹)의 존재 여부와 결절의 크기, 위치 등을 확인하는 검사다. 초음파 검사에서 결절이 발견되면 주사기를 이용해 조직을 채취하는 미세침 흡인 검사(조직 검사)를 받게 되는데, 이 검사를 통해 종양의 양성, 음성 여부를 판단하게 된다.

검사 결과 암으로 진단되면 연령과 종양의 크기, 전이 정도 등을 고려해 수술을 한다. 수술 후에는 부족한 호르몬을 보충하고 암 재발을 억제하기 위해 갑상선호르몬제를 복용한다. 갑상선유두암, 여포암 중에서 재발 위험이 높은 고위험군은 추가로 방사선 요오드 치료를 병행한다.

갑상선암의 경우 진행이 매우 느리기 때문에 조기 발견 시 완치가 가능하다. 그러나 완치율, 생존율이 높은 반면 재발률 또한 높기 때문에 치료

완료 후에도 매년 1~2회씩 혈액 검사를 통해 갑상선 글로불린 농도를 확인하고 초음파 검사를 통해 재발 여부를 확인해야 한다.

갑상선암은 비교적 착한 암으로 알려져 있지만 발병률이 빠르게 증가하고 있는 추세여서 주의가 필요합니다. 특히 여성의 경우 발병 위험도가 매우 높으므로 철저히 예방해야 합니다. 30대부터는 정기검진을 받아야 하고, 특히 가족 중에 갑상선암 환자가 있거나 목에 단단한 혹이 만져지면 반드시 병원을 찾아 갑상선 초음파 검사를 받는 것이 좋습니다.

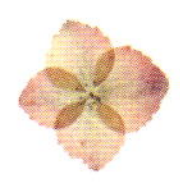

생리불순이 부르는 다낭성난소증후군

"**석** 달째, 생리를 안 해요."

임신인가? 그러기에는 좀 어려 보이는데……. 차트를 보니 이제 겨우 23세. 여느 여성보다 체격도 듬직하고 꽤나 건강해 보인다.

"평소 생리가 좀 불규칙한 편이긴 해요. 그렇지만 이렇게 몇 달 동안 안 한 적은 없거든요."

자세히 살펴보니 얼굴에 여드름이 솟아 있다.

"원래 여드름이 많은 편인가요?"

"아니요, 전 사춘기 때에도 여드름이 없었는데 최근에 갑자기 생기기 시작했어요."

"소매 좀 걷어 보실래요?"

의아한 얼굴로 옷소매를 걷어 올리는 김경미 씨. 팔뚝에 시꺼먼 털이 수북하다.

"다낭성난소증후군입니다."

"네? 그게 뭐예요?"

김경미 씨에게 무월경과 여드름, 다모증이 모두 다낭성난소증후군에서 오는 증상임을 설명하고 바로 치료를 시작했다. 여성들에게 익숙하지 않은 질환이지만 매우 흔한 병이 바로 다낭성난소증후군이다.

정상 여성에게도 흔히 나타나는 다낭성난소증후군

다낭성난소증후군의 대표적인 증상은 불규칙한 생리주기이다. 비정상적인 배란 문제로 인해 다모증이나 여드름, 탈모증과 같은 피부 질환도 함께 나타날 수 있다.

전체 가임 여성의 5~10퍼센트에서 나타나는 다낭성난소증후군은 무배란성 질환으로 명확한 원인 없이 난소가 안드로겐을 과다하게 생산하는 상태를 뜻한다. 안드로겐은 남성 호르몬과 비슷한 생리작용을 하는 물질이다.

난소가 커지면서 비슷한 크기(직경 7~8밀리리터)의 작은 난포가 밀집되는 것을 '다낭성 난소'라 하는데, 정상적인 배란을 하는 여성의 20~25퍼센트도 다낭성난소가 생성되기 때문에 초음파 검사에서 다낭성난소가 관찰되었다 하더라도 모두 다낭성난소증후군이라 단정 지을 수는 없다. 배란이 되려면 우성난포가 있어야 하는데, 다낭성난소에서는 우성난포가 만들어지지 않기 때문에 배란장애, 즉 불임으로 이어지게 된다.

큰 통증이나 불편은 없지만 무배란 상태가 지속되면 불임이나 자궁내막 과증식증, 자궁내막암, 난소암, 유방암과 같은 합병증을 일으킬 수 있으므로 반드시 조기에 치료를 받아야 한다.

호르몬 불균형이 원인

다낭성난소증후군은 남성 호르몬인 테스토스테론과 여성 호르몬인 에

스트로겐, 프로게스테론의 불균형 때문에 발병한다.

초음파 검사에서 특징적인 다낭성 난소가 발견되거나 배란이 되지 않는 경우, 고안드로겐 혈증의 임상 증상이 있거나 혈액 검사 중 두 가지 이상의 소견을 보일 때 다낭성난소증후군이라 진단할 수 있다. 증상이 심하지 않으면 정상적으로 월경이나 배란이 이루어지지만, 만약 월경불순이나 다모증, 여드름 등이 나타나면 다낭성난소질환이 꽤 진전된 상태라고 볼 수 있다. 이런 환자는 임신이 쉽지 않고 임신을 했더라도 자연유산의 가능성이 높을 뿐만 아니라 습관성 유산으로까지 이어질 수 있으므로 반드시 병원을 방문하여 신속하게 치료를 받아야 한다.

체중 감량만으로도 치료 가능

비만 환자의 다낭성난소증후군은 체중감량만으로도 상당한 치료효과를 볼 수 있다. 비만 진단을 받은 환자가 6개월 동안 5~7퍼센트만 체중을 줄여도 75퍼센트 정도는 정상 배란으로 돌아올 수 있다. 체중 감량을 위해서는 규칙적인 운동과 식이요법이 중요한데, 이는 정신건강에도 도움이 된다. 그러나 체중조절만으로 치료가 되지 않으면 보다 적극적인 방법이 필요하다.

임신 계획이 있는 환자는 배란유도제로 치료하는데, 배란을 유도하기 전에 자궁내막 조직 검사가 필요할 수도 있다. 반대로 임신 계획이 없으면 증상에 따라 치료법을 달리한다.

월경불순을 치료하려면 저용량 경구용 피임약을 사용하고, 다모증이나 여드름에는 항안드로겐 약품을 처방한다. 적절한 치료로 무배란과 무월

경을 치료하면 자연히 임신 가능성도 회복되지만 치료 초기에는 임신율
이 높지 않다. 또 임신이 되어도 자연유산 가능성이 높기 때문에 주의 깊
게 관찰해야 한다.

다낭성난소증후군을 치료하는 다이어트는 단순한 체중 감량이 아니라 복부 지방의 감소가 더 중요합니다. 다낭성난소증후군을 앓는 여성 대부분이 복부와 엉덩이, 허벅지를 중심으로 살이 찌는 경향이 있기 때문에 체중 조절이 쉽지 않습니다. 무엇보다 규칙적인 유산소운동과 균형 잡힌 식단이 중요하며, 다낭성난소증후군 환자의 고단백·저탄수화물 섭취는 오히려 부작용을 일으킬 수 있으므로 삼가는 것이 좋습니다. 가장 이상적인 식단은 칼로리의 50퍼센트는 탄수화물로, 20퍼센트는 단백질로, 나머지는 지방으로 구성하는 것이 좋습니다.

다낭성난소증후군

여성의 생리는 난소에서 만들어지는 여성 호르몬인 에스트로겐과 프로게스테론의 작용으로 발생된다. 약 4~7퍼센트의 여성에서는 남성 호르몬인 테스토스테론이 난소에서 과량으로 만들어져서 정상적인 생리를 방해하여 다낭성난소증후군의 증상을 보인다고 한다.

최근에는 과도한 업무나 정신적 스트레스가 많은 여성에서도 다낭성 난소가 증가하는 경향을 보여 이를 현대 문명병이라 부르기도 한다.

인슐린 수치가 높고 인슐린 저항성이 있어 더 비만이 되기 쉽고 당뇨병, 고혈압, 콜레스테롤 문제, 심장질환의 위험성이 있기에 앞에서 언급한 증상들이 보인다면 방치하지 말고 체중감량과 함께 스트레스를 줄이고 전문의를 찾아 정상적인 생리를 할 수 있도록 해결방법을 구해야 한다.

감기도 약을 먹는데 질염은
왜 방치하나?

질염은 여성이라면 한 번 이상 걸리는 흔한 질병이다. 사람들은 갑자기 재채기를 하고 콧물이 흐르면 약국에 가서 알레르기성 비염약을 사 먹는다. 감기에 걸리면 곧장 병원이나 약국에 찾아가 더 심해지기 전에 치료를 한다. 그런데 질염은 그렇게 하지 않는다.

가임 여성이라면 대부분 경험하는 질병임에도 미혼 여성이 산부인과를 찾는 것을 지나치게 조심스러워하다 보니 대부분의 여성이 병을 크게 키우고 나서야 병원을 찾는다.

여성은 환절기가 되거나 몸의 면역력이 약해지면 질염에 걸리기 쉽다. 감기와 똑같다. 그런데, 감기는 약과 주사로 치료를 하지만 질염은 말 그대로 혼자 끙끙 앓는다.

질염은 질에 생기는 염증을 말하는데, 여성은 해부학적으로 생식기, 요로계, 항문이 가깝기 때문에 요로와 생식기 부위가 감염되기 쉽다. 따라서 질염은 가임기 여성뿐만 아니라 모든 연령대의 여성에게 나타날 수 있다.

질염에는 여러 종류가 있지만 가임기 여성이 특히 주의해야 할 세 가지

유형으로는 '칸디다성 질염, 트리코모나스 질염, 세균성 질염'이 있다.

칸디다성 질염과 트리코모나스 질염

칸디다성 질염은 여성의 4분의 3이 평생 한 번 이상 감염되고, 감염자의 절반은 일년에 2회 이상 재발하는 아주 흔한 질병이다. 질 입구 주변이 가렵고 치즈처럼 끈적이는 흰색 분비물이 많아지는 게 대표적인 증세인데, 임신부나 당뇨병 환자, 항생제를 장기간 쓰는 사람이 감염될 확률이 높다. 칸디다성 질염은 경구용 약제나 젤·크림 등으로 비교적 쉽게 치료할 수 있다.

트리코모나스 질염은 성관계를 통해 전파되는 성병으로 전염력이 아주 강한 것이 특징이다. 물처럼 흐르는 황색 또는 녹색의 냉·대하가 다량으로 나타나고, 분비물에서 악취가 나거나 질 입구가 가려운 것이 대표적인 증세이다. 만일 임신 중에 감염되면 양수가 터지는 조기파수가 나타날 수 있으므로 특히 주의해야 한다. 최근 치료율이 매우 높은 약이 개발되어 치료가 쉬워졌지만 재발 가능성이 높으므로 평소 관리가 필요하다.

감기만큼 흔한 세균성 질염

세균성 질염은 질내 세균의 정상적 분포가 깨지면서 혐기성 세균이 비정상적으로 많아졌을 때 나타나는 질환이다. 생리 전후에 성관계를 자주 갖거나 만성 자궁경부염이 있을 때, 질 세척을 너무 자주 할 때 발생한다. 우유처럼 흐르는 백색 분비물에서 생선 비린내나 하수구 냄새 같은 독특한 냄새가 나는 것이 대표적인 증세이며 다른 질염에 비해 치료가 쉽고 완치율도 높다.

세균성 질염은 감기와 마찬가지로 몸의 건강 상태가 나빠지면 더욱 발병하기 쉽고, 특히 급격한 기온 변화에 몸이 적응하지 못해 면역력이 떨어지는 환절기에 주의가 필요하다. 세균성 질염이 자주 재발하는 여성은 컨디션이 좋지 않은 상태에서 스트레스를 심하게 받거나 무리한 외부 활동으로 피로가 쌓이면 증상이 더 심해질 수 있다. 건강관리 외에 평상시 복장이나 생활습관도 중요하다. 스키니 진처럼 꽉 조이는 바지나 노출이 심한 옷, 합성섬유로 된 속옷은 피하고 수영장이나 찜질방 등 대중 목욕 시설도 되도록 이용하지 않는 것이 좋다.

지나친 여성 청결제 사용 자제

건강한 여성의 질은 pH 4.5~5.5 정도의 약산성을 유지하도록 분비액을 배출하는데, 이 분비액에는 살균 작용을 하는 유산균(Lactobacilli)이 있어 질 내부의 유해 세균 감염을 막아준다.

하지만 여성 청결제를 지나치게 많이, 자주 사용하면 질 분비액 속의 락토바실리균까지 함께 없애기 때문에 오히려 세균 감염의 위험을 높일 수 있다. 그러므로 건강한 여성이라면 여성 청결제 없이 그냥 물로만 가볍게 씻고, 질 분비물의 양이 많아지거나 냄새가 나면 식초를 한두 방울 떨어뜨린 물로 외음부를 살짝 씻는 것이 도움이 된다. 만약 여성 청결제를 사용한다면 이틀에 한 번 정도 사용하되 물에 풀어 외음부만 3~5분 가볍게 씻어주는 것이 좋다.

단, 샤워기를 이용해 질 속을 물로 세척한다든지 손가락을 이용해 닦아
내면 당장에는 개운할지 모르지만 질 내부 유산균의 활동을 억제하는
역효과가 나타나 질염을 더욱 악화시키기도 하기 때문에 주의가 필요
하다.

세균성 질염은 초기에는 병원 진료와 약물 복용을 통해 쉽게 치료가 가능
하지만 그냥 방치하면 만성화되거나 내부 생식기인 자궁이나 나팔관까지
염증을 불러올 수 있으므로 주의해야 합니다. 이 경우 다른 나쁜 균을 끌
어들여 방광염, 골반염, 장염, 불임 등의 심각한 후유증을 일으킬 수 있습
니다. 그러므로 질염 증상이 나타날 때에는 산부인과 검사를 통해 원인균
을 정확히 찾아내 적절한 치료를 받아야 합니다.

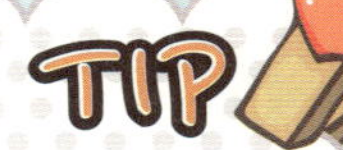

유산균의 역할

사람이 땅에 떨어진 음식을 먹거나 익히지 않은 음식을 먹어도 병에 걸
리지 않는 이유는 음식물의 세균들이 위벽에서 분비되는 강한 산에 의
해 죽기 때문이다. 질벽의 유산균도 질 속에서 같은 역할을 담당하여
질염이나 성병을 막아주는 면역 기능을 한다.
질 분비물에서 시큼한 냄새가 난다면 건강한 질내 환경이라 할 수 있다.

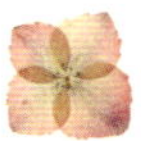

다이어트 VS 지방흡입술

직장인 이주선(34세) 씨는 성인이 되고 난 뒤 10년 넘게 다이어트를 하고 있는 중이다. 책상 앞에 앉아 공부만 했던 학창시절을 보내고 대학에 입학했을 때 이주선 씨는 이미 펑퍼짐한 아줌마 체형이 되어 있었다. 학자금 대출을 받아가며 어렵게 졸업하고, 취업 재수도 비교적 짧게 마치고 죽어라 직장생활을 한 지 10여 년. 문득 거울에 비친 자신의 모습을 보고 더 이상의 다이어트는 소용없다는 판단에 굳은 마음으로 병원을 찾았단다.

"어떻게 오셨나요?"

"지방제거술을 받고 싶어서요."

"어떤 부위를 원하시나요?"

"온몸이오. 전신 성형을 해주세요! 전 더 이상 다이어트에 목매며 살고 싶지 않아요."

절규하는 그녀의 몸을 살펴보니 뱃살은 물론 팔뚝, 옆구리, 엉덩이, 허벅지 등등 곳곳에 군살이 붙어 있어 영락없는 아줌마 체형이긴 했다.

이주선 씨는 그동안 돌보지 못한 자신을 가꾸기로 마음먹고, 매력적인 몸매 만들기와 자신감 회복을 위해 올해 초부터 독하게 다이어트에 돌입했다고 한다. 저녁 7시 이후 금식, 식사량 절반으로 줄이기, 금주, 퇴근 후 운동, 다이어트 보조제 복용 등 현실적으로 가능한 모든 방법을 동원하며 힘겹게 3개월을 보낸 결과 6킬로그램을 감량하는 데 성공했다. 하지만 이주선 씨는 여전히 만족스럽지 않았다. 뱃살이 어느 정도 빠지기는 했지만, 평소 콤플렉스였던 하체살과 팔뚝살은 그대로인 것 같고, 얼굴의 볼살이 빠지면서 오히려 더 나이가 들어 보였기 때문이다.

외모와 건강에 대한 여성들의 관심이 높아지면서 건강하고 보기 좋은 몸매를 원하는 사람들도 나날이 늘고 있다. 하지만 한 번 생기면 잘 빠지지 않는 군살 때문에 원하는 몸매를 갖기는 쉽지 않다. 특히 배나 옆구리, 엉덩이, 허벅지, 팔뚝 등에 생긴 군살은 아무리 다이어트를 해도 잘 빠지지 않기 때문에 몸매 관리의 최대 위협요소라 할 수 있다.

군살로 인한 부분 비만의 가장 큰 원인은 스트레스와 운동 부족이다. 스트레스를 받으면 호르몬이 몸의 근육을 없애기 때문에 살이 찌기 쉬운 체질로 바뀐다. 게다가 일단 체내 지방이 쌓이기 시작한 곳에 지방을 계속 쌓아두려는 몸의 특성 때문에 부분 비만은 더욱 심해지게 된다.

하루 종일 책상에 앉아서 업무를 보는 직장인들은 과식이나 과음으로 인한 과다 칼로리 섭취와 운동 부족으로 더욱 살이 찌기 쉽다. 특히 움직임이 적어 혈액순환이 원활하지 않기 때문에 지방 침착이 더욱 쉽게 일어나 뱃살과 옆구리 살이 늘어나는 '복부 비만'을 흔히 찾아볼 수 있다.

이주선 씨는 다이어트 덕분에 어느 정도 살이 빠지기는 했지만 겉으로 잘 드러나지 않았다. 게다가 긴 다이어트로 인한 심리적 스트레스 때문에 효과를 제대로 볼 수가 없었다.

일단 이주선 씨가 가장 불만을 가지고 있는 하체와 팔뚝의 지방을 제거하는 시술을 해주고, 다른 부위는 식이요법과 운동요법을 처방해주었다. 일단 환자가 심리적으로 힘들어하는 부위는 수술요법으로 만족감을 심어줌으로써 긍정적인 마인드를 가질 수 있도록 해주고, 생활습관 개선을 통해 적당한 체형을 유지할 수 있도록 한 것이다.

운동과 다이어트가 최선임을 알지만 못하니까 문제

체중 감량을 통해 몸매 관리를 하는 대표적인 방법이 바로 운동이다. 운동은 과잉 축적된 에너지를 소비해 체지방을 줄이고 기초대사율을 높이는 가장 좋은 다이어트 방법이라 할 수 있다. 하지만 현실적으로 직장생활에 바쁜 현대인들이 시간을 내 운동을 한다는 것은 생각 외로 쉽지 않다. 게다가 흔히 섭취하는 음식의 열량을 살펴보면, 라면(1개) 500킬로칼로리, 햄버거(1개) 300킬로칼로리, 콜라(1캔) 100킬로칼로리, 생크림 케이크(1조각) 200킬로칼로리인데 반해 빨리 걷기, 뛰기, 수영, 자전거 타기와 같은 운동은 한 시간 동안 열심히 해야 약 300~1,000킬로칼로리를 소비한다. 결국 일상생활 중 무심코 섭취하는 간식의 칼로리를 소비하기 위해서는 한 시간이 넘는 운동량이 필요하다.

운동과 함께 식이요법도 대표적인 다이어트 방법이다. 급작스러운 단식이나 한 가지 식품만 섭취하는 '원푸드 다이어트'는 영양불균형과 함께 일시적인 체중감소 뒤에 오히려 더 살이 찌는 '요요현상'을 일으키기 쉽다. 게다가 원하는 부위만 살이 빠지는 것도 아니다. 특히 배, 허벅지, 팔뚝 등의 부위는 한 번 살이 붙으면 아무리 다이어트를 하고, 집중적인 운동을 해도 좀처럼 효과를 보기 어려워 자칫 잘못할 경우 오히려 보디라인이 더 흐트러질 수도 있다.

부분 비만 해결에 효과적인 지방흡입술

가장 현명한 다이어트 방법은 일정 기간 동안 운동과 식이요법을 꾸준히 함으로써 몸에 무리가 가지 않도록 체지방을 서서히 줄여 나가는 것이다. 단기간에 무리하게 체중을 감량하거나 적절한 운동 없이 단식만으로 체중을 줄이고, 단식과 폭식을 반복하는 습관 등은 요요현상을 불러올 수 있는 잘못된 다이어트 방법이다.

신체 일부분만 살이 찐 부분 비만의 경우, 해당 부위의 지방 흡입을 통해 몸매 균형을 바로잡는 것이 좋은 다이어트 방법이 될 수 있다. 예를 들어 전체적으로는 마른 체형인데 배만 볼록 튀어나온 '복부 비만형' 이라면 복부 지방 흡입을 통해 몸매 회복은 물론 성인병이나 심장질환의 위험도 줄일 수 있다. 엉덩이나 허벅지가 발달한 하체 비만, 팔뚝, 러브핸들 부위 역시 부분 지방 흡입을 통해 큰 효과를 볼 수 있다.

지방 흡입은 지방 세포들끼리의 연결을 느슨하게 만든 후, 진공 흡입을 통해 체지방을 체외로 빼내는 시술법입니다. 체내 지방세포의 숫자가 줄어들기 때문에 다시 살이 찔 가능성이 현저하게 낮고, 다이어트로는 해결하기 어려운 부분의 비만 해결에 큰 도움이 됩니다. 하지만 전체적으로 균형 잡힌 건강한 몸매를 위해서는 지방흡입술이나 다이어트, 어느 한 가지에만 의존하지 말고 식이요법과 운동, 지방흡입 등의 방식을 적절히 병행하는 것이 효과적입니다.

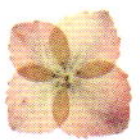

지울 수 없는 흉터, 성폭력

성폭력으로 기소 수감되어 형을 살다가 전자발찌를 차고 출소한 사람이 전자발찌를 찬 채로 또 다시 범행을 저지른 일이 보도된 적이 있다. 그렇다면 전자발찌는 무엇 때문에 채우는 것인지 도무지 이해가 안 된다. 늘 여성 고객과 접하고 그들의 이야기를 듣는 산부인과 의사의 입장이 아니라 한 인간으로서 나는 성폭력의 폭력성에 심한 공포를 느낀다.

최근 한 여성이 인터넷에 '지하철 매너 손'이라는 글을 올렸다. 지하철 성추행범의 행태가 너무나 고통스러우니 남성 탑승객들은 지하철 안에서 두 손을 가슴에 모으는 매너 손 모양을 취해 달라는 바람을 담은 글이었다. 모든 남성을 치한 취급하는 것이 언짢다는 몇몇 누리꾼의 댓글이 이어졌고, 결국 글은 삭제되었다. 이 상황에서 남성과 여성은 모두 피해자이다. 일부 파렴치한 성추행범 때문에 여성들의 불쾌감은 극에 달하고, 덩달아 모든 남성이 함께 욕을 먹는다.

성폭력으로 병원을 찾는 여성을 접하면 가슴이 먹먹해진다. 그들이 당한 신체적 상처를 치료하기 위해 나름대로 애를 쓰지만, 평생을 따라다닐 마음의 상처 때문에 안타깝고 미안하다.

몇 개월 전 동호회 모임에서 MT를 갔다 성폭력을 당한 김정미 씨는 평소 친절하고 유머러스한 선배에게 호감을 갖고 있었다고 한다. 그런데 여러 사람과 어울려 술자리를 하다 잠깐 바람이나 쐬고 오자는 선배의 권유에 아무 의심 없이 따라 나섰다가 불미스러운 일을 겪었던 것이다.

"그날 이후 생리를 안 하는데, 선생님 저 혹시 임신 아닌가요?"

"반드시 임신을 했기 때문에 생리가 멈추는 것은 아니에요. 심리적인 스트레스가 심해도 그럴 수 있으니 일단 검사를 해봅시다."

불행 중 다행으로 임신은 아니었다. 산부인과에서 "임신이 아닙니다" 라는 말을 기쁘게 할 수 있을 때가 바로 이런 상황이다. 성폭력을 당한 여성이 임신 테스트를 하고, 그 결과 임신이라는 진단이 나왔을 때 결코 입에 담을 수 없는 말 중 하나가 "축하합니다, 임신입니다" 하는 것이다. 세상에서 가장 행복하고 축복해줘야 할 순간에 그럴 수 없다는 현실이 괴롭기만 하다.

김정미 씨는 건강을 회복하기는 했지만 그때의 충격으로 사람들과 어울리는 일이 두려워져서 회사도 그만두고 집 안에서만 지내고 있다. 성폭력은 이렇게 한 여성과 그 가족의 삶을 송두리째 바꿔 놓을 수 있는 무서운 폭력이다.

이제는 유치원생이나 초등생을 대상으로 한 아동 성추행 사건을 비롯해서 젊은 여성을 노리는 성범죄 관련 기사가 하루도 끊이지 않는 듯하다. 그만큼 산부인과에서도 성폭력 때문에 진료를 받고자 하는 환자가 점점 늘고 있다. 대부분의 경우 산부인과 진료와 함께 심리치료를 병행하도록 처방을 내린다.

성폭행을 경험한 여성이 심리치료를 잘 끝내지 못하면 평생 남성 혐오와 자존감 상실로 원만한 사회생활을 하기가 어렵다. 따라서 심리치료는 꼭 받는 것이 좋다.

자유로운 성(性) 인식은 개인의 영역이니 특별히 나무랄 생각은 없다. 다만 무책임하고 폭력적인 성관계가 무분별한 성 인식에서 비롯된다면 반드시 바로잡아야 한다. 성폭력으로 눈물 짓는 이들을 볼 때마다 개방된 인식에 비해 성숙한 태도를 보이지 못하는 현실이 안타까울 뿐이다. 성폭력에 무방비하게 노출되었던 환자들에게는 몸의 치료뿐만 아니라 깨지고 부서진 그 마음을 어루만져줄 수 있는 치료가 필요하다. 이러한 치료는 의사의 손길이나 약사의 처방이 아니라 가족과 친구 그리고 피해자 본인만 할 수 있다. 주변 사람들의 따뜻하고 포근한 손길과 격려 그리고 힘든 기억을 털어내고 앞을 향해 나아가려는 본인의 의지만이 상처를 아물게 하는 치료약임을 잊지 말아야 한다.

성폭력이란?

강간, 강제폭행, 성희롱 등 상대방의 의사에 반하여 성적 자기결정권을 침해하는 모든 신체적·정신적 폭력을 말하는 것으로, 데이트 성폭력, 친족 성폭력, 사이버 성폭력, 공공장소에서의 성폭력, 스토킹, 직장 내 성희롱 등 종류가 다양합니다.

자신을 중요하게 생각하고 스스로 돌보기를 우선해야 하며, 증거를 수집하여 법적인 조치 등 적극적으로 대응해야 더 이상의 피해를 줄일 수 있습니다.

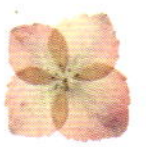

올바른 피임

미국의 한 콘돔 회사는 버락 오바마 대통령을 광고에 등장시켜 큰 화제를 몰고 왔다. 오바마의 선거 캐치프레즈이였던 '희망은 보호 수단이 아니다' 라는 카피를 콘돔 포장지에 새겨 넣었던 것이다. 그리고 최근 미국 정부는 콘돔 회사를 상대로 한 소송에서 패소했다. 법원에서 표현의 자유를 인정한 것이다. 어찌 되었든 대통령을 콘돔 모델로 활용한다는 발상 자체가 기발하지 않은가.

실제로 미국은 올바른 성교육과 피임교육을 위해 청소년에게 수백만 개의 콘돔을 무료로 지급하는 등 정부 차원에서 다양한 캠페인을 전개하고 있다. 원치 않는 임신을 미리 예방하는 것이 그 이후에 벌어질 각종 사회문제를 처리하는 것보다 훨씬 저렴하고 현명한 방법임을 인정한 것이다.

피임이란 원치 않는 임신을 방지하기 위해 사용하는 인위적인 수단이나 방법을 말한다. 난자와 정자가 수정되지 않도록 혹은 수정란이 자궁 안에 착상되지 못하도록 하는 예방조치다.

피임에는 여러 방법이 있지만, 제일 좋은 것은 본인과 배우자가 가장 편안하고 올바르게 사용할 수 있는 피임법을 고르는 것이다. 피임을 염두에 두면 보통 얼마나 확실한지, 간편하게 쓸 수 있는지, 비용은 어느 정도인지, 몸에 해는 없는지, 언제라도 원할 때 가임 상태로 다시 복귀할 수 있는지 등을 먼저 생각하게 된다. 각각의 피임법마다 장단점이 있지만 모든 조건을 만족시키는 이상적인 피임법은 없음을 알아야 한다.

만약 피치 못할 사정으로 피임을 미리 하지 못했을 때는 원하지 않는 임신을 막아주는 응급 피임법이 필요한데, 응급 피임법에는 응급 피임약 복용과 자궁 내 장치 삽입 등 두 가지 방법이 있다.

응급 피임약은 다량의 호르몬을 일시적으로 복용해 배란을 억제 또는 지연시키고 자궁내막을 변형시켜 수정란의 착상을 막는 방법이다. 가능하면 성관계 뒤 12시간 내에 복용하면 효과가 높고, 늦어도 72시간 내에 복용해야 한다. 자궁 내 장치 삽입법은 성관계 뒤 5일 이내에 자궁 안에 장치를 삽입하는 방법으로 피임율이 1퍼센트로 매우 효과적이다. 즉각적일 뿐만 아니라 지속적인 피임 효과를 얻을 수 있으나 의사의 시술이 필요하므로 반드시 병원을 방문해야 한다.

여성의 나이에 따라서도 권장 피임법이 다르다. 10대 후반이라면 대부분 자신의 월경주기를 정확하게 알지 못하는데다 충동적으로 성관계를 갖는 경우가 많아 콘돔 피임법을 권장한다.

20~30대 미혼 여성은 임신 경력(인공유산 포함)이 있다면 자궁 내 장치를 권한다. 자궁 내 장치에 만족하지 못한다면 경구 호르몬 피임제가 좋다. 기혼 여성일 경우 출산 경험과 임신 계획 시기에 따라 적절한 피임법을 선택해야 하는데, 출산 경력이 있고 차기 임신 계획이 2~3년 뒤로 잡혀 있다면 자궁 내 장치를 권한다.

40대 이후 여성은 폐경 증상 완화에도 도움이 되는 경구피임약을 권한다. 또 자궁내막암이나 난소암의 예방 효과까지 기대할 수 있는 자궁 내 장치(미레나)도 좋다. 이 연령대에는 부부관계 횟수가 줄어드는 경우가 많으므로 월경주기만 일정하다면 월경주기 조절법 가운데 날짜 조절법을 이용하는 것도 좋다.

산부인과 전문의로서 피임법을 이야기하는 것은 현재 우리 사회가 안고 있는 저출산문제에 역행하는 것 같아 안타까운 마음이 있습니다. 하지만 계획되지 않은 임신으로 고통받는 것도 원치 않는 일이지요.
2010년도에 낙태 반대운동이 벌어져 산부인과에서 의사가 의사를 고발해 커다란 소용돌이에 휩싸인 적도 있었지만 본인에게 맞는 적절한 피임법을 여성 스스로 습득하는 것이 중요합니다. 그것이 몸과 마음을 함께 지키는 방법입니다.

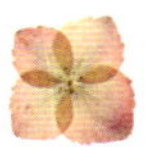

피임약은 꼭 의사 처방전대로!

생리통이 너무 심해서 왔어요."

"그럼 피임약을 처방해줄게요."

"네? 아니 선생님…… 저, 그게 아니라…….."

평소 불안정한 생리주기와 극심한 생리통 때문에 산부인과를 찾은 오지선(25세) 씨에게 피임약 처방을 하자 그녀가 보인 반응이다. 별다른 이상 소견이 발견되지 않아 3개월 정도 피임약 복용을 권유하자 깜짝 놀라는 것이었다.

"피임약 먹으면 살찐다는데요?"

"누가 그럽니까?"

"친구들이 그러던데……. 여드름도 생기고 또 오래 먹으면 불임이 될 수도 있다고……. 그래도 먹어야 하나요?"

가끔 환자들이 하는 말을 들으면 하도 어이가 없어 웃음이 날 때가 한두 번이 아니다. 오늘도 하나 배웠다. 환자들이 피임약에 관해 알고 있는 잘못된 편견.

"의사 처방 없이 무분별하게 먹으면 그럴 수도 있습니다만…….."

젊디 젊은 처녀인 오지선 씨 입장에서는 피임약 한 번 복용했다가 평생 불임이 될지도 모른다니, 걱정이 될 수도 있겠다 하는 생각이 들었다. 그래서 피임약에 대한 잘못된 인식임을 알려주고, 피임약 복용의 이점에 대해 차근차근 설명해주었다. 오지선 씨는 그제야 고개를 끄덕이며 피임약 처방을 따르기로 했다.

경구피임약, 알고 먹으면 이득

경구피임약에 대한 인식이 많이 바뀌기는 했지만 아직도 부작용을 우려하는 목소리가 높은 것이 사실이다. 가장 대표적인 것이 바로 장기 복용하면 임신 확률이 떨어진다는 것과 두통, 메스꺼움, 여드름, 체중 증가 등의 부작용이 생긴다는 것이다.

유럽에서 피임약 복용과 불임의 위험성을 조사하기 위해 대규모 임상실험을 한 적이 있다. 임신을 원하는 2,064명의 여성을 대상으로 피임약 복용 중단 뒤 임신이 되기까지 소요된 시간을 2년 동안 추적한 결과, 2년 이내 임신에 성공한 확률이 88퍼센트였다. 이 수치는 피임약을 복용하지 않은 여성들의 2년간 피임 성공률과 비슷해 피임약 복용이 임신 가능성에 큰 위험요소가 되지 않음을 알 수 있다.

현재 시판되는 경구피임약은 개발 초기에 비해 매우 적은 양의 호르몬이 포함되어 있어 부작용의 위험이 적다. 뿐만 아니라 피임 효과와 더불어 체중 조절효과, 여드름 개선 효과, 월경전불쾌장애 증상의 치료에도 효과가 있는 피임약이 개발되어 시판되고 있다.

경구피임약, 전문의 처방에 따라 복용해야

경구피임약은 피임뿐만 아니라 생리주기를 안정화시키고 생리통을 감소시키며 과도한 생리 양을 줄이는 효과가 있기 때문에 생리와 관련된 여러 가지 불편을 치료하기 위해 처방된다. 이때 중요한 것은 전문의와 상담한 뒤 처방에 따라 피임약을 복용해야 한다는 것이다. 피임약은 각 제재마다 호르몬의 종류와 함량이 다르고, 개개인의 몸에 반응하는 양상과 적응 기간도 차이가 나기 때문이다.

임신한 여성, 원인불명의 질 출혈이 있는 여성, 특정 간질 환자, 자궁암이나 난소암 같은 생식기 암환자, 뇌혈관 질환자, 관상동맥 질환자 등은 경구피임약 복용이 적합하지 않을 수 있다. 또한 자신의 건강 상태나 체질 등을 고려하지 않고 피임약을 임의 복용하거나 다른 사람의 피임약을 함부로 복용하는 것 역시 주의해야 한다.

피임약은 의사의 처방대로 복용하고, 혈중 호르몬의 일정한 농도를 유지하기 위해 가급적 일정 시간에 규칙적으로 복용하는 것이 좋습니다. 만약 깜빡 잊고 복용 시간을 지나친 경우, 24시간 이전이라면 즉시 복용하도록 하고, 24시간이 넘었다면 담당의와 상의해서 복용 시간을 다시 정하는 것이 좋습니다. 2~3일간만 복용하지 못해도 임신의 가능성이 있으니 주의하셔야 합니다.

미혼 여성의 산부인과 검진, 선택이 아닌 필수!

얼마 전 정신을 잃을 정도로 생리통이 심해 진료를 받으러 온 이영미 씨. 진료를 해보니 난소에 혹이 발견되어 간단한 복강경시술로 치료를 마쳤다. 3개월 후 다시 만난 이영미 씨는 매달 찾아오는 생리통의 고통에서 벗어나게 되었다며 기쁨을 감추지 못했다.

산부인과 진료를 하면서 가장 안타까운 것 중 하나가 바로 미혼 여성이 산부인과를 다니면 부정적인 시각으로 바라본다는 것이다. '산부인과' 라고 하면 흔히 임신부를 떠올리고, 결혼한 여성의 전용 공간이라 생각한다. 하지만 질병이 나이와 결혼 유무를 따져가며 나타나는 것이 아닌 것처럼, 산부인과는 모든 연령대의 여성들이 출입할 수 있는 '진료기관'의 하나일 뿐이다.

사춘기 소녀 또는 미혼 여성이 가장 흔히 겪는 생리통의 경우, 의사의 처방에 따른 피임약을 복용하거나 간단한 치료만으로도 통증을 상당 부분 감소시킬 수 있다. 또 자궁이나 난소 등 이상 증세에 따른 생리통일 경우, 조기 발견과 치료로 증상 악화 및 심각한 후유증의 공포에서 벗어날 수 있다. 뿐만 아니라 여성들의 75퍼센트 이상이 경험하는 질염의 경우에도 초기 상태라면 항생제 복용이나 생활습관 교정으로 충분히 치료가 가능하지만 치료를 미룰 경우 자칫 만성화되고 고질적인 질병으로 자리 잡을 수 있다.

'호미로 막을 것을 가래로 막는다' 는 옛 속담이 있다. 쉽게 해결될 수 있는 일을 차일피일 미루다 나중에 생각지도 못한 큰 힘을 들이게 되는 경우를 이르는 말이다. 산부인과 진료 역시 마찬가지다.

20~30년 전에 비해 요즘은 성적으로 많이 개방되어 있다. '아기는 혼수' 라는 말이 있을 정도로 '혼전 관계' 에 대한 사람들의 인식도 많이 달라졌다. 그러나 미혼 여성의 산부인과 검진에 대한 시선은 왜 아직도 70~80년대에 머물러 있는 것일까? 이런 부조리한 현실 속에서 당당히 산부인과를 찾는 미혼 여성을 보면 마치 '잔 다르크' 를 만나는 것처럼 경외심이 들기도 한다.

직장 여성은 다행히 사내 정기검진제도가 있어 비교적 건강관리에 신경을 쓰는 편이다. 직장 정기검진 내역 가운데 자궁경부암이나 유방암 정밀진단을 필수가 아닌 선택으로 시행하는 곳이 많은데, 다행히도 직장 여성들의 선택 검진이 늘고 있다. 전업 주부도 남편이 직장 건강검진을 받을 때 조금만 비용을 더 내면 가족 건강검진을 받을 수 있다는 것을 잊지 말자.

가능한 한 건강검진의 기회를 놓치지 말고, 혜택을 받을 수 있을 만큼 찾아서 받자. 옛말에 복은 감추고 병은 널리 알리라고 했다. 지금까지 나 홀로 고통받고 아파하던 여성들이 산부인과를 내 집처럼 드나들며 건강하고 행복한 삶을 유지하는 날이 속히 오길 기대해본다. 병이 진행될 대로 진행되어 더 이상 손도 쓸 수 없을 만큼 악화된 상태에서 병원을 찾는 여성을 보면 마음이 답답하다.

어린 딸이 통증을 호소하는데도 산부인과에 들락거리는 모습을 사람들이 보면 안 된다고 미루다가 뒤늦게야 병원을 찾는 엄마도 있다. 참 이상하게 뒤틀린 모성이다.

내 몸의 중심이 아프다고 피 흘리며 절규하는데 언제까지 이를 외면한 채 피부과를 들락거리며 겉치장만 할 텐가. 여성들이 피부과를 찾는 10분의 1만큼만이라도 산부인과를 찾으면 여성 질환자의 수가 대폭 줄어들 것이다. 앞으로 자신의 건강과 행복을 당당하게 지켜가는 여성들이어서 빨리 늘어나기를……

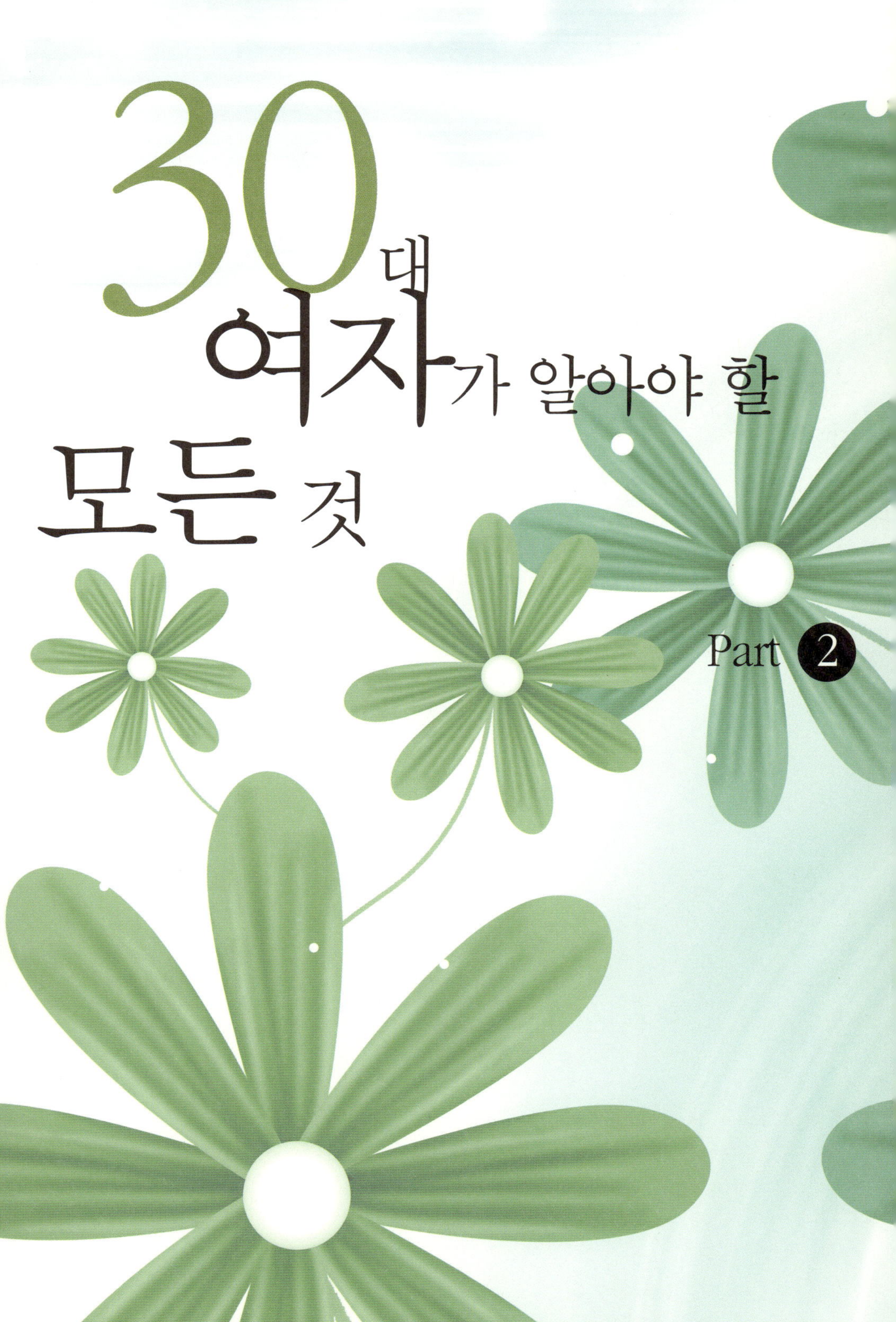

30대 여자가 알아야 할
모든 것
Part 2

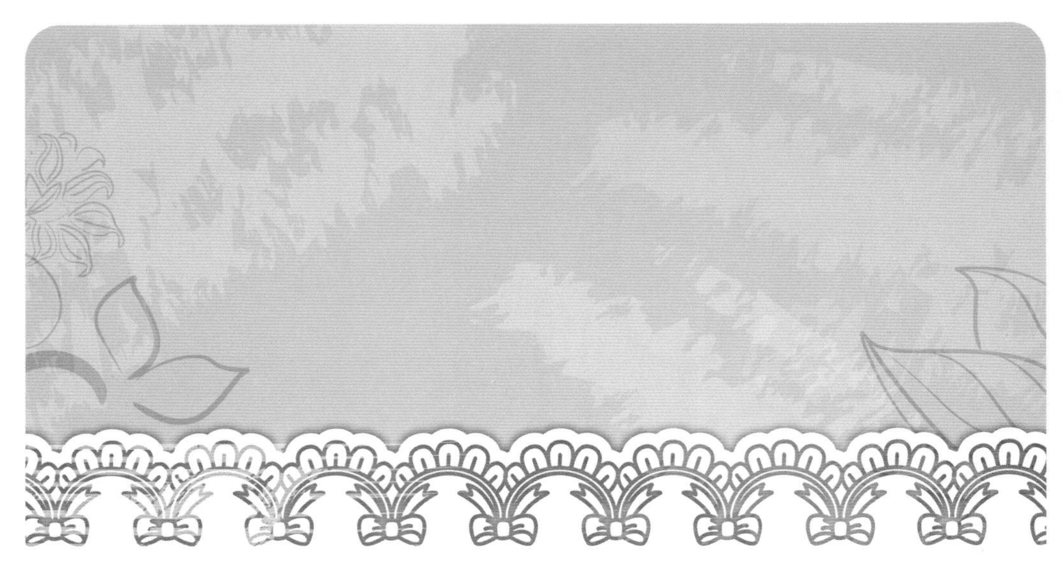

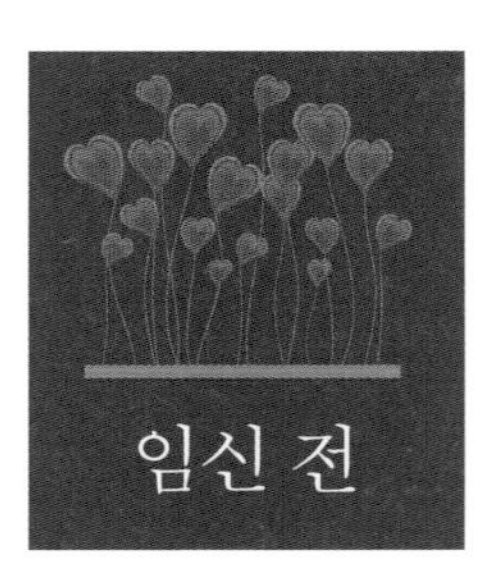

임신 전

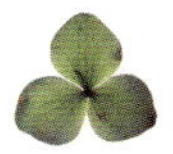

결혼 3개월 전, 산전검사는 필수

최근 들어 35세가 넘어 결혼을 하는 만혼 커플이 많아진 듯하다. 얼마 전 병원을 찾은 안송희 씨도 마흔이 다 된 늦은 나이에 짝을 만나 날을 잡았다고 한다.

"막상 결혼을 앞두니 2세 계획 때문에 신경이 쓰여서요."

결혼에 대한 생각이 전혀 없었을 때는 안정된 직장 덕분에 다양한 취미 활동을 즐기며 독신 생활을 즐겼기 때문에 2세에 대해 한 번도 생각해본 적이 없었다. 하지만 막상 결혼을 앞두고 보니 이만저만 걱정이 아니더란다.

"이렇게 늦은 나이에 아이를 가지려면 무슨 문제가 있지 않을까요?"

"너무 걱정하지 마세요. 우선 몇 가지 검사 먼저 해보죠."

요즘 젊은 부부 사이에는 아기를 낳을 시기를 미리 의논해서 준비하는 '계획 임신'이 늘고 있다. 계획 임신을 꿈꾸는 부부에게 가장 중요한 것은 임신 전 검사, 즉 산전 검사를 통해 부모가 될 자신들의 건강 상태를 점검해보는 것이다.

여성의 경우, 풍진 항체 유무와 간염 및 간기능 이상 확인, 갑상선 기능 및 빈혈 검사, 혈액형 확인, 에이즈·매독 등 성병 검사를 위한 혈액 검사, 신장 건강을 체크하는 소변 검사, 자궁암 검사, 자궁과 난소 부위의 하복부 초음파 검사, 유방 초음파 검사 등이 기본항목이다.

여성은 물론 남성의 건강검진 역시 중요한데, 여성과 마찬가지로 혈액 검사, 소변 검사와 함께 임신 가능성을 알아보는 정액 및 고환 검사 등이 추가된다.

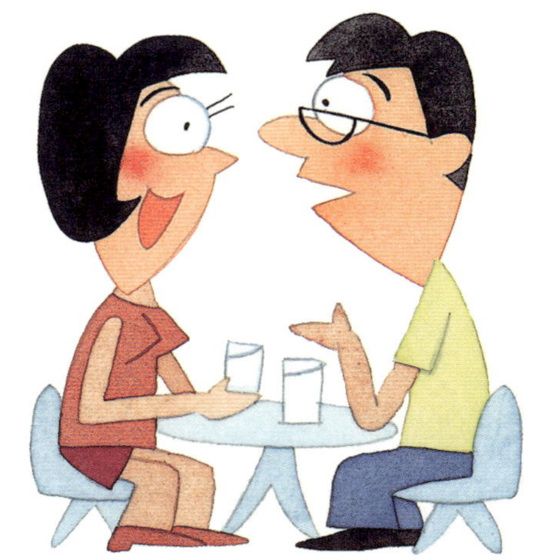

산전 검사는 결혼 3개월 전에 건강 상태를 미리 확인하고, 필요할 경우 예방 접종을 함으로써 건강한 임신을 대비하는 준비 자세라 할 수 있다. 결혼을 앞둔 부부라면 누구나 산전 검사가 필요하지만 특히 30세 이상 이거나 유전질환 가족력이 있는 경우, 평소 생리불순이 심한 경우, 복용 중이거나 복용했던 약물이 있는 경우, 성병 경력이 있는 경우에는 산전 검사를 반드시 받아보아야 한다.

결혼 후 의외로 많은 부부에게서 아이가 생기지 않아 고민하는 모습을 볼 수 있다. 아이를 갖는 일이 사람의 의지만으로는 어찌 할 수 없는 것이지만 임신 확률을 높이고, 건강한 아기를 낳기 위해 건강을 미리미리 챙기는 것은 부모가 되는 기본적인 자세가 아닐까 한다.

산전 검사 목록

여성

풍진 항체 유무, 간염 항체 유무 및 간기능 이상 여부, 갑상선 기능 및 빈혈, 혈액형 확인 등을 위한 혈액 검사, 자궁암 검사, 소변 검사, 자궁과 난소 부위의 하복부 초음파 검사, 유방 초음파 검사.

남성

혈액 검사, 소변 검사, 정액 및 고환 검사.

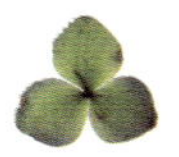

임신하고 싶으세요?
체중 관리하세요!

결혼 5년 차에 접어든 정유진(35세) 씨는 임신이 되지 않아 병원을 찾았다. 연하의 남편을 만나 알콩달콩 살고 있지만 아이를 기다리는 시댁의 눈치도 신경이 쓰이고, 차츰 나이가 들면서 스스로도 불안한 마음이 커졌기 때문이다.

"결혼한 지 좀 됐는데, 아이 소식이 없어서요."

정유진 씨는 한눈에 보기에도 체격이 크고 살집이 많았다. 잘 알려져 있지만 비만 때문에 임신이 되지 않는 경우가 의외로 많다.

역시 검사 결과는 아무 이상이 없었다. 그렇다면 심리적인 압박감과 비만이 원인일 가능성이 가장 높다.

"일단 체중 감량을 해보시겠어요?"

"네? 임신이 되지 않아서 찾아왔는데, 갑자기 체중을?"

"배란 기능은 정상인데 임신이 되지 않을 경우, 비만 때문인 경우가 많습니다."

살이 찐 사람은 자궁 속 주름이 평평하게 펴질 만큼 속살도 많다. 그래서 수정란이 자궁에 착상되지 못하고 계속 떨어져 나가 임신이 유지되지 않는 것이다.

체중 감량을 해야 하는 이유를 설명하자 정유진 씨는 고개를 끄덕이며 운동과 식이요법을 병행한 다이어트를 하겠다고 약속했다.

본격적인 감량을 위해 초기에는 단식원에 들어가 몸속 이물질과 독소를 제거하고, 고기를 좋아하던 식습관도 채식 위주로 바꾸었다. 나이 어린 남편의 도움을 받아 6개월 동안 운동과 식이요법을 열심히 실천한 결과 눈에 띄게 날씬해진 정유진 씨는 임신과 슬림한 몸매 두 마리 토끼를 동시에 잡는 행운아가 되었다.

"선생님 덕분에 아기도 갖게 되고 덤으로 날씬해지기까지 해서 남편이 정말 좋아해요."

"젊은 남편 한눈팔지 않게 운동 꾸준히 하십시오."

적절한 체중 관리가 자연 임신의 기본

신년 설계를 할 때 가장 자주 등장하는 '올해의 목표' 중 하나가 바로 다이어트다. 적절한 체중을 유지하는 것은 누구에게나 중요한 일이지만 특히 2세를 계획하고 있는 예비 부모라면 더욱 중요하게 생각해야 한다. 몸에 특별한 이상 질환이 없을 경우 자연 임신 확률을 높이는 조건 중 하나가 바로 적정 체중을 유지하는 것이기 때문이다.

자연 임신 확률을 높이는 적정 체중을 판단하는 기초적인 진단법은 바로 '체질량지수'이다. 체질량지수(BMI)는 자신의 체중(kg)을 키의 제곱(㎡)으로 나눈 값으로, 그 수치가 18.5~25 사이이면 자연 임신에 가장 적절한 체중이라고 할 수 있다. 만약 이보다 수치가 낮거나 높으면 임신 능력 향상을 위해서라도 식이요법과 운동을 통해 적정 수치를 유지할 수 있도록 체중을 관리해야 한다.

배란장애 불러오는 비만

우선 적정 체중보다 초과된 과체중이거나 비만인 여성은 임신을 한 뒤 후유증의 위험이 높을 뿐만 아니라 임신 자체가 어려울 수도 있다. 영국의 한 연구 결과에 따르면 임신 전 비만인 여성일수록 임신 후유증을 겪을 확률이 높고, 임신성 고혈압과 조산의 위험 역시 체중에 비례해 높아진다고 한다. 특히 복부 지방이 많은 복부비만의 경우 성호르몬 불균형 때문에 배란장애가 나타나 임신 확률이 떨어진다는 것이다.

비만 여성의 경우 무배란성 불임의 가장 흔한 원인 중 하나인 '다낭성난소증후군' 과도 밀접한 관련이 있다.

여성뿐만 아니라 남성이 비만인 경우에도 정자의 양과 질 등 수정 능력에 영향을 미쳐 임신 가능성이 떨어질 수 있다. 따라서 임신을 계획 중인 부부라면 두 사람 모두 적정 체중을 유지하는 것이 중요하다.

엄마가 저체중이면 태아도 저체중

최근 외모에 대한 관심이 높아지면서 마른 체형의 여성들이 다이어트를 하는 경우를 종종 볼 수 있다. 이런 경우 무리한 다이어트로 칼로리가 부족해지면서 지방이 연소된다. 이렇게 해서 체지방률이 10~15퍼센트까지 감소하여 호르몬 생성이 중단되면서 생리를 하지 않게 된다. 일반적으로 생리를 하기 위해서는 체내 체지방률이 17퍼센트 이상, 생리가 유지되려면 22퍼센트 이상이 필요하다.

만약 혹독한 다이어트로 체지방률이 낮아져서 오랫동안 무월경이 지속되면 최악의 경우 불임으로까지 이어질 수 있다. 이뿐 아니라 체질량지수가 낮은 여성은 정상 체중 산모에 비해 유산 가능성이 현저히 높고, 저체중아 출산율도 높다. 적정 체중 관리가 무엇보다 중요한 이유이다.

건강한 임신을 위해서는 부모 모두 적정 체중 관리가 필요합니다. 체중을 조절할 때에는 규칙적인 운동과 균형 잡힌 식이요법을 기본으로 하되 한 달에 2~3킬로그램 정도를 목표로 몸에 무리가 가지 않도록 하세요. 너무 급격한 체중 변화는 오히려 몸에 부담을 줄 수 있으므로 6개월 정도 여유 기간을 두고 체중 관리를 하시기 바랍니다.

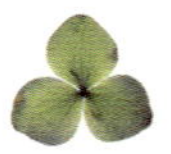

임신하기 전
B형 간염 백신은 맞으셨나요?

올해 초 결혼한 김은혜(32세) 씨는 '참 좋은 환자상'을 드리고 싶은 분이다.

김은혜 씨는 나이가 30세가 넘었으니 아기를 갖기 전에 일단 건강한 몸부터 관리하고 싶다며 스스로 병원을 찾아왔다. 요즘 여성들은 책과 인터넷을 통해 많은 정보를 알고 있다. 간혹 '지나치게 많은' 의료정보 때문에 불필요한 의심과 조급증을 내는 경우도 있지만 건강은 미리 예방하고 관리하는 게 최선임을 잘 알고 있었다. 그녀는 분명 현명한 엄마가 될 것임을 직감했다.

"잘 오셨습니다. 일단 산전 검사부터 받으시죠. 항목이 좀 많습니다."

검사 결과 김은혜 씨는 대체로 건강한 몸이었다.

"건강한 편인데, B형 간염 항체가 없으시네요. 이럴 경우 태아가 감염에 노출될 수도 있습니다."

"네? 그럼 어떻게……."

"간단합니다. B형 간염 항체를 만드는 예방접종을 하시면 됩니다."

평소 자기 관리를 잘 해왔던 김은혜 씨는 B형 간염 백신만 접종받으면 되었지만 다른 여성들의 경우에는 임신을 한 이후에야 자신의 평소 질병을 발견하는 경우가 종종 있다. 혹 아이에게 무슨 일이 생길까 봐 잔뜩 걱정하면서도 정작 자기 몸은 돌보지 않는 현실이 참 아이러니하다.

임신 계획 중이라면 산전 검사는 필수

여성들의 초혼 연령이 늦춰지면서 첫아이 출산 연령 역시 늦어지는 추세이다. 통계청 조사 결과에 따르면 2010년 여성의 첫아이 출산 평균 연령은 30.09세로 처음으로 30세를 넘었다. 10년 전인 2000년의 27.68세에 비해 2.41세나 늦춰진 것이다. 첫아이 출산 연령은 앞으로도 점점 더 늦어지고, 35세 이상 고령 산모의 비중 역시 늘어날 것으로 보인다.

첫아이 출산 연령이 늦어지면서 건강한 임신과 출산을 위한 임신 전 건강 관리와 산전 검사의 중요성이 더욱 부각되고 있다. 그중에서도 특히 최근의 'A형 간염' 확산 우려 때문에 임신부 또한 '간염'에 대한 관심이 높아지고 있다.

임신 전 시행하는 산전 검사는 혈액형 검사, 빈혈 검사, 소변 검사, 풍진 검사, 자궁경부암 검사, 간기능 검사, 신기능 검사 등 여러 가지가 있는데, 그중에서도 특히 중요한 것이 'B형 간염 항원 및 항체 검사'라고 할 수 있다.

산모의 B형 간염, 신생아 감염 우려 높다

건강한 임신 계획에 반드시 필요한 것 중 하나가 'B형 간염' 백신을 미리 맞아 항체를 형성해두는 것이다. B형 간염은 B형 간염 바이러스에 감염되어 간에 염증이 생기는 질환이다.

B형 간염 바이러스는 바이러스에 감염된 혈액 등의 체액에 의해 감염되는데, B형 간염에 걸리면 쉽게 피로해지면서 입맛이 없어지며, 구역질이나 구토 증세가 생길 수 있다. 근육통과 미열 증상, 소변 색깔이 진해지거나 심할 경우 황달이 나타날 수 있으며, 치명적인 경우 사망에 이를 수 있다.

성인은 특별한 경우를 제외하고는 대부분 저절로 치료되지만 신생아가 B형 간염에 걸리면 95퍼센트 이상이 B형 간염 바이러스를 제거하지 못하고 '만성 B형 간염'으로 진행되며, 30~50년 뒤 간경변증 및 간암으로 사망할 수도 있다.

B형 간염 항체가 없는 상태에서의 임신이 문제가 되는 것은 산모가 B형 간염인 경우 혈액을 통해 태아가 직접 감염되거나 출산 과정에서 감염될 수 있기 때문이다. 그러므로 산모의 B형 간염 백신 접종은 필수이다.

면역력 약한 임신부, A형 간염 백신도 미리 접종

최근 20~30대 젊은 층에서 A형 간염 확산에 대한 우려가 높아지면서 면역력이 약한 임신부 사이에서도 'A형 간염'에 대한 공포가 커지고 있다. 사실 A형 간염은 B형 간염에 비해 그 위험성이 낮지만 그래도 만약의 사태를 위해 백신 접종을 하는 것이 좋다. A형 간염 백신은 감염 위험이 없는 '불활성 바이러스 백신'이라 임신 중이나 모유 수유 중이라도 안심하고 접종할 수 있다.

B형 간염이든 A형 간염이든 현실적으로 감염의 위험에서 벗어날 수 있

는 가장 안전한 방법은 바로 '예방접종' 을 하는 것이다. 산모와 아기의 건강을 지키기 위해서는 반드시 예방접종을 받고, 감염의 위험이 있는 사람이나 장소에는 되도록 피하고 위생 상태를 청결히 해야 한다.

우리나라는 B형 간염이 매우 많이 발생하는 나라이므로 엄마의 B형 간염 여부와 상관없이 신생아는 출생 6개월 이내에 반드시 B형 간염 백신 주사를 접종해야 하며, 백신을 투여받은 후 체내 항체가 형성되었는지도 반드시 확인해야 합니다.

상식

본인의 혈액형이 B형이라고 B형 간염만 걸리는 것이 아니다.
간염을 유발시키는 바이러스의 종류에 따라 A, B, C, D, E, G 형으로 구분되며, 주의하지 않으면 모든 종류의 간염에 걸릴 수 있다.

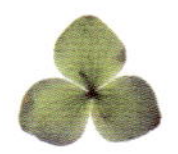

고령 임신, 이것만 지키면 걱정 끝!

"제가 이 나이에도 임신이 될까요?"

나이가 좀 있어 보이는 분이 이런 질문을 해온다. 차트를 보니 이제 45세. 혈색도 좋아 보이고 크게 문제는 없어 보인다.

"건강해 보이시네요. 슬하에 자제분은?"

"네. 이제 대학생이 된 아들이 하나 있어요."

"남편께서도 원하시나요?"

때때로 배우자의 강요 때문에 임신을 하려는 여성이 있어서 물어보았다.

"저도 원하고요……. 애가 크고 생활도 좀 넉넉해졌는데, 둘이 살려니 적적하기도 하고, 친구들이 늦둥이를 낳은 걸 보니까 부럽기도 하고요. 그래서 가능하다면 하나 더 낳아서 예쁘게 잘 키우고 싶어요. 첫애는 어떻게 키웠는지도 모르게 돌아서니 다 컸더라고요."

"아직 젊으시니 가능하십니다만……. 아무리 친구 따라 강남 간다지만 그래도 애까지……."

"아들 하나 달랑 키우면서 딸 가진 친구들이 늘 부러웠어요."

"만약 딸이 아니라 아들이면 어쩌시려고요?"

"그것도 팔자려니 하면서 키워야죠."

특별한 관리와 주의가 필요한 고령 임신

최근 늦둥이를 갖고 싶어 찾아오는 여성이 늘었다. 더러는 손주 볼 나이에 애를 낳으려는 마음이 좀 이기적인 것이 아닌가 싶을 때도 있지만 워낙 출산율이 낮고 보니 고령 산모들이 있어서 그나마 다행이라는 마음이 들기도 한다.

부부가 건강하고 아이를 낳아 기를 수 있는 주변 여건만 된다면 얼마든지 중년 출산에 찬성한다. 오히려 젊은이들이 출산을 꺼리고 있기 때문에 고령 임신과 중년 출산이라도 적극 장려해야 하지 않을까?

나라마다 고령 임신의 기준은 다르지만 세계보건기구와 국제산부인과학회에서는 초산 여부에 관계 없이 만 35세 이상을 '고령 임신'으로 규정하고 있다.

고령 임신은 태아 기형과 자연유산, 임신중독, 난산 등의 위험 요소를 두루 가지고 있기 때문에 산모와 태아 모두 특별한 관리와 주의가 필요하다. 고령 임신이 위험한 가장 큰 이유는 난자의 노화로 인한 염색체 돌연변이다. 다운증후군이 대표적인 예인데, 산모의 나이가 30세 미만일 경우 발생 빈도는 1,400분의 1에 불과하지만 35~39세일 경우에는 350분의 1로 크게 늘어나고, 40~45세일 경우에는 100명 중 1명꼴로 나타난다. 그리고 이와 같은 염색체 이상을 동반하지 않더라도 태아의 기형 확률이 젊은 임신부보다 1.5배나 높다.

이처럼 고령 임신에는 불안 요소가 많기 때문에 고령 임신부들의 걱정이 이만저만이 아니다. 하지만 고령 임신의 기준은 시대에 따라 변한다. 여성의 사회 진출과 자아 실현 욕구가 커지면서 임신을 하고 아기를 낳는 연령도 점점 높아지고 있다. 또한 의학기술도 점차 발전하고 있으므로 나이에 구애받지 말고 우선 자연 임신을 시도해보는 것이 좋다.

고령 임신부에게 무엇보다 중요한 것은 산전 검사와 꾸준한 상담이다. 태아와 산모에게 해로울 수 있는 위험인자들을 조기에 발견하고, 치료는 물론 지속적인 관리로 건강한 아기의 출산을 돕는 것이 바로 산전 검사의 목표다.

결혼이 늦어지고, 사적인 이유로 출산이 늦어지고, 늦둥이를 원하기도 해서 최근 고령 임신이 늘어나는 추세입니다. 한국의 저조한 출산율을 생각하면 반가운 일이지만 이로 인해 양수 조기 파수, 조기 진통, 미약 진통, 분만 시 출혈 등의 가능성이 높고 임신중독증, 조산 등으로 인한 미숙아 출산의 위험도 높습니다. 그러므로 계획 임신과 적절한 체중 및 건강 관리에 주의를 기울여야 합니다.

고령 임신부의 건강한 출산

1. 규칙적인 운동과 체력 관리!

고령 임신부의 제왕절개 비율이 높은 이유는 젊은 임신부에 비해 체력이 떨어지기 때문이다. 그러므로 임신 중기부터 몸에 무리를 주지 않는 운동을 규칙적으로 하여 체력을 키우는 것이 중요하다.

2. 편안한 마음가짐!

나이가 많다고 지나치게 걱정하지 말고 편안한 마음으로 안정을 취하는 것이 건강한 출산에 도움이 된다.

3. 임신 중 영양 관리!

지나치게 많은 영양소를 섭취해 비만이 되면 오히려 태아에게 좋지 않은 영향을 끼칠 수 있으므로 필요한 열량만 섭취하되, 철분제와 엽산을 지속적으로 복용하여 임신 중 질환을 예방한다.

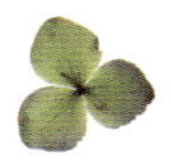

수십 배 마음 졸이는 장애우의 임신

아기들은 보는 이로 하여금 저절로 미소를 짓게 만드는 사랑과 행복의 결정체라고 할 수 있다. 산부인과에서 임신을 확인받는 순간, 부모는 그야말로 인생 최고의 감동을 맞이한다. 하지만 사랑스러운 아이의 잉태가 누군가에게는 상처와 고통으로 다가오기도 하는데, 장애우의 경우가 바로 그렇다.

장애우 아빠의 근심

몇 년 전 뇌성마비 장애 남편을 둔 한 아내의 출산을 담당했다. 남편의 장애 때문에 결혼을 허락할 수 없다는 부모의 반대를 무릅쓰고 결혼해서 행복하게 잘 살았다. 그러던 어느 날 아내가 임신을 했다는 사실을 알게 된 남편이 차가운 태도를 보이기 시작했다. 평소 다정다감하기 이를 데 없던 남편이 아내를 쳐다보지도 않고 퉁명스럽게 대하는 것이다.

'저 사람이 왜 저럴까? 내가 임신한 것이 싫은 걸까?'

부인은 임신한 자신을 더 따뜻하게 감싸고 위로해주지 않고 오히려 차갑게 돌변한 남편에게 서운한 마음이 북받쳤다.

"당신은 이 아이를 원치 않을지 모르지만 제게는 너무나 소중한 아이예요."

"그게 아니라고!!"

남편은 태어날 아이가 자신 때문에 뇌성마비에 걸릴까 봐 두려웠던 것이다. 평생 장애인으로서 겪어왔던 고통을 자신의 아이에게까지 물려주고 싶지 않았다. 그래서 아이를 가졌다고 기뻐하는 아내를 보는 것조차 힘들었고, 하루하루 배가 불러오면서 점점 커가는 아기를 보는 것도 두려웠다.

"난 우리 아이에게 내 천형을 물려주고 싶지 않아."

"여보, 괜찮을 거예요. 건강한 아이를 낳을 거예요."

부부는 얼싸안고 뜨거운 눈물을 흘렸다. 그렇게 조마조마하게 열 달을 보낸 뒤 태어난 아이는 아주 건강한 사내아이였다.

아이가 아무 이상 없이 건강하다는 사실을 확인한 뒤 말 없이 눈물만 쏟아내던 남편의 모습을 잊을 수가 없다.

얼마나 무서웠을까? 건강하게 태어나준 아기가 한없이 고마웠다.

신체장애가 있는 부부의 경우에는 일반 부부와 달리 임신과 출산이 기쁨과 행복보다는 고민과 걱정으로 다가오는 경우가 더 많다. 심지어 행복한 부부 사이를 뒤흔들 정도로 위협적일 때도 있다. 이런 조건 속에서 2세를 계획해서 아기를 가진다는 것은 그만큼 부모로서의 막중한 책임감과 아이를 잘 키워보겠다는 굳은 각오가 섰다는 뜻이다.

살얼음판을 걷는 기분으로 열 달을 기다리는 것은 물론 성장과정에서 혹시 이상을 보일지 모른다는 불안감을 가지고 아이의 평생을 노심초사

지켜봐야 하는 부모의 고통을 생각하면 정말 엄청난 용기가 아닐 수 없다. 하지만, 혹시 유전될지도 모르는 장애를 가졌다고는 하지만 2세를 맞는 기쁨은 누구에게나 평등해야 한다.

영아 유기 및 살해 관련 뉴스를 접할 때마다 가슴 한켠이 쓸쓸해진다. 소중한 어린 생명을 돌보지 않을 정도로 가슴이 메마른 이들이야말로 인간성에 큰 결함이 있는 사람이 아닐까?

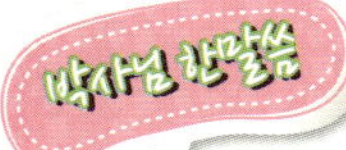

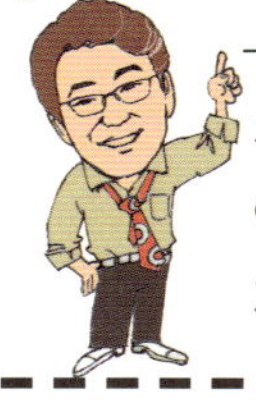

정상인과 다른 신체구조를 갖고 있다고 해서 경멸의 대상이 되어서는 안됩니다. 오히려 따뜻한 관심과 도움을 주어야만 우리 사회가 건강해져요.

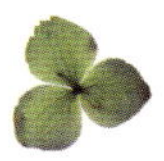

출산율을 낮추는 자궁외임신

통계청에 따르면 2010년 기준 우리나라 가임 여성 1인당 출산율은 1.24명으로 OECD 국가 평균 1.6명에도 못 미치는 수준이다. 이는 육아와 교육비 부담 때문에 임신·출산을 꺼리는 사회 분위기가 주요 원인인 것으로 보인다. 이와 함께 여성의 결혼과 출산 연령이 늦어지면서 고령 출산에 따른 유산 및 조산율이 높아지고 있으며, 그중에서도 자궁외임신 발생률이 증가하고 있어 출산율 저하에 한몫하고 있다.

자궁외임신은 응급상황

결혼한 지 3년째 접어드는 유인영 씨는 작은 체구에 나이도 젊어 별다른 문제가 없어 보였다. 임신 진단을 받고, 한 달 뒤 정기 검진을 하던 중 태아의 착상 위치가 이상해 살펴보니 자궁외임신이었다.

자궁외임신은 말 그대로 태아가 자궁 밖의 다른 곳에서 자라는 경우를 말한다. 유인영 씨의 경우는 수정란이 나팔관에 착상해 바로 수술해야 했다.

"착상이 잘못되어서 바로 수술해야 합니다."

"네? 아니 선생님 왜요? 이제 겨우 한 달 됐는데, 무슨 일인가요?"

"자궁에 자리 잡아야 할 수정란이 나팔관에 자리를 잡으면 태아가 제대로 성장할 수 없고 산모도 위험합니다. 지금 바로 제거 수술을 받으셔야 합니다."

기다리고 기다리던 임신이었던 만큼 슬픔도 컸다. 자궁외임신을 한 산모들은 자신의 상황을 받아들이기를 매우 힘들어 한다. 어떻게든 낳아 보겠다, 살려 달라, 위치를 옮겨 주면 안 되냐, 수술 부작용 때문에 자궁을 다쳐서 다시는 임신을 할 수 없게 되는 것이 아니냐 등등 환자들의 걱정과 마음의 상처가 많다.

정말 안타까운 일이지만 우리 몸이 그렇게 단순한 것이 아니라서 벼 모종하듯 여기서 뽑아 저기 심으면 자라는 것이 아니므로 다음을 기약하고 바로 응급 수술을 시행해야 한다.

자궁외임신의 주요 원인은 골반염으로 인한 난관손상이며, 임신중절수술도 한 이유가 될 수 있다. 자궁외임신은 수술을 필요로 하는 응급 질환이지만 의외로 아무런 증상 없이 지나가는 경우도 있다. 이런 경우 난관에 남은 상처 때문에 난관염이나 난관유착 등이 생길 수 있으며, 심하면 불임의 원인이 될 수 있으므로 조기 진단을 통해 빨리 치료를 받아야 한다.

자궁외임신의 가장 흔한 증상은 골반통, 복강내 출혈, 질출혈 등이다. 만약 임신 초기에 이러한 증세가 나타나면 곧바로 병원을 찾아 임신 호르몬 농도가 정상적으로 증가하고 있는지 알아본 뒤, 초음파로 자궁외임신 여부를 확인해야 한다. 요즘은 임신 5~8주가 되면 초음파 검사를 통해 자궁외임신 여부를 진단받을 수 있다.

자궁외임신이라는 진단을 받으면 상황에 따라 약물 치료나 수술을 해야 한다. 수술의 경우, 예전에는 개복 수술이 최선이었지만 요즘은 대부분 복강경 수술을 시행한다. 복강경 수술은 개복 수술과 같은 효과를 내면서도 출혈이 적고, 수술 시간과 회복 기간이 짧아 수술에 대한 부담이 적다. 또한 흉터가 거의 남지 않아 미용 측면에서도 만족도가 높고, 난관을 절제하지 않고 가능한 한 보존함으로써 다음 임신에도 지장이 없다. 만약 임신 초기에 자궁외임신을 진단받았다면 수술 없이 약물만으로도 치료가 가능하다.

자궁외임신은 아무리 치료를 잘 해도 재발률이 15~20퍼센트 정도이므로 자궁외임신 경험이 있는 사람이 다시 임신했다면 반드시 임신 초기에 태아가 자궁 내에 착상이 잘 되었는지를 초음파로 확인해야 한다.

정상적인 임신이 아닌 자궁외임신이라면 누구나 놀라고 극심한 스트레스를 받게 됩니다.

커다란 잘못이라도 한 것처럼 죄책감에 시달리거나 여성으로서 온전하지 못하다는 자괴감을 가질 수도 있고, 주변 가족들로부터 비난을 받을 수도 있습니다. 하지만 빠른 진단을 통해 자궁외임신을 극복할 수 있으며, 적절한 치료를 받으면 정상 임신을 할 수 있다는 점을 염두에 두시길 바랍니다.

상식 1) 자궁외임신의 진단

① 소변 검사에서 임신 양성반응이 나왔는데, 출혈 및 하복부 통증을 유발할 때.

② 임신 5~6주가 넘고, 임신 호르몬(beta hCG) 수치가 2000mIU/ml가 넘었는데도 자궁 안에 아기집이 안 보이는 경우.

③ 이틀 간격으로 잰 임신 호르몬 수치가 2배 이상 증가하지 않을 경우.

④ 아기집이 나팔관에서 보일 때.

참고) 임신 호르몬(beta hCG)이란?

정자와 난자가 만나 형성된 수정란의 세포에서 형성되며, 배란 후 8~9일경에 산모의 혈장이나 소변에서 검출된다. 임신 4주까지 2일 간격으로 두 배가 되며, 6~7주까지는 3.5일 간격으로 두 배가 된다. 임신 8~10주경에 최고치에 도달한 후 임신 마지막 달까지 감소한다.

상식 2) 자궁외 임신의 약물 치료

수술적인 치료가 확실한 방법이지만 메소트렉세이드라는 약물 치료도 91퍼센트의 성공률을 보인다. ① 임신 6주 이하에서 ② 아기집 크기가 3.5센티미터이하 ③ 태아 심박동이 없고, ④ 임신 호르몬 수치가 15,000mIU/ml를 넘지 않으면 가능하다. 재발의 위험성이 증가하지만 전문의와 상의하여 조건에 맞는 경우라면 좋은 치료법이 될 수 있다.

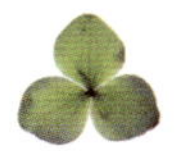

건강한 임신의 적, 전자파

우리나라의 낮은 출산율은 국가적 위기로 거론될 정도로 심각한 상황이다. 출산율 최하위를 기록하고 있는 프랑스도 벌써 우리나라보다 2배 이상 앞질렀다. 이처럼 낮은 출산율에는 불임도 한몫을 하고 있다.

최근에는 건강에 문제가 없는데도 자연 임신이 되지 않아 불임 치료를 받는 부부가 많다. 아무리 의학 기술이 발달했어도 아직까지 불임 치료를 통한 임신 성공률은 그리 만족할 만한 수준이 아니다. 그래서 용하다는 불임 클리닉이나 각종 보약 등을 꾸준히 찾을 수밖에 없는 모양이다. 하지만 안타깝게도 산부인과 의사가 해줄 수 있는 말은 임신을 원한다면 임신 확률을 높일 수 있도록 건강 관리를 꾸준히 해야 한다는 것뿐이다.

운동이나 식이요법과 함께 일상생활에서 주의해야 하는 것이 바로 '전자파' 다. 전자파는 전기 및 자기의 흐름에서 발생하는 일종의 전자기 에너지로, 전기자기파의 줄임말이다. 전자파는 주파수(Hz, 초당 파동수) 크기에 따라 전파, 적외선, 가시광선, 자외선, X선, 감마선 등으로 구분할 수 있는데, 모든 전자파가 인체에 해를 끼치는 것은 아니다.

수정 능력을 떨어뜨리는 전자파

인체에 해를 끼치는 유해 전자파는 150킬로헤르츠(초당 15만 번 진동) 이상의 파동을 가진 것으로 규정되어 있다. 유해 전자파는 세포의 단백질 구성에 영향을 미쳐 염색체 이상을 초래할 수 있는데, 특히 내분비계에 영향을 미쳐 수정 능력을 떨어뜨린다.

일상생활에서 자주 쓰는 가전제품이나 고압선, 자석류, 휴대전화 등 거의 모든 전기기구에서 전자파가 발생한다. 하지만 전자파가 발생하는 가전제품도 올바로 사용하면 건강하고 안전한 임신과 출산이 가능하다.

가전제품의 전자파 줄이는 노하우

TV는 화면이 큰 것일수록 전자파를 더 많이 방출한다. 또한 브라운관 TV가 LED나 LCD TV에 비해 전자파가 많다. TV를 시청할 때는 2미터 이상 거리를 두고, 되도록 침실에는 TV를 두지 않는 것이 좋다. PC도 TV와 마찬가지이므로 LCD 모니터와 노트북 사용을 권장한다.

프린터와 복사기도 많은 양의 전자파를 방출하므로 가능한 한 멀리 떨어진 것에 설치하고 많은 양을 출력할 때는 자리를 비우도록 한다.

전자레인지는 인체조직을 뚫고 깊이 침투하는 극초단파를 방출한다. 극초단파에 많이 노출될수록 다운증후군 아이를 출산할 가능성이 높다는 보고가 있으므로 전자레인지가 작동 중일 때에는 되도록 가까이 있지 말고, 내부를 들여다보지 않는 것이 좋다.

추운 날 많이 사용하는 전기담요는 가전제품 가운데 가장 강한 전자기장을 방출한다. 전기담요를 켜놓고 부부관계를 해서 가진 아기의 경우 보통 아이들보다 비뇨·생식계 이상이 더 높다는 보고도 있을 정도이니 평상시는 물론 특히 임신을 위해 부부관계를 할 때는 전기담요를 사용하지 않는 것이 좋다. 전기담요보다는 원적외선이나 음이온 매트, 옥매트, 황토매트 등 유해 전자파 차단 제품을 사용하는 것이 좋고, 사용하지 않을 때는 플러그를 뽑아두는 것이 좋다.

감기나 골절 등으로 임신 직전이나 초기에 엑스레이를 찍은 뒤 태아에게 기형이 생길까 봐 걱정하는 부부를 종종 만나게 됩니다.

임신 시 5래드 이상의 방사능에 노출되면 태아기형을 유발할 수 있습니다. 흉부 X선 촬영의 경우 1회당 8밀리래드의 방사능이 나오니까 한 60여 장 이상을 찍어야 기형이 생길 수 있습니다. 임신 초기에 감기나 치과 치료로 한두 장 찍는 것은 무관합니다.

CT의 경우도 1회 촬영당 1.5래드의 방사능이 나오니까 3회 정도는 문제가 없습니다. 하지만 가급적 노출되지 않도록 주의해야 합니다.

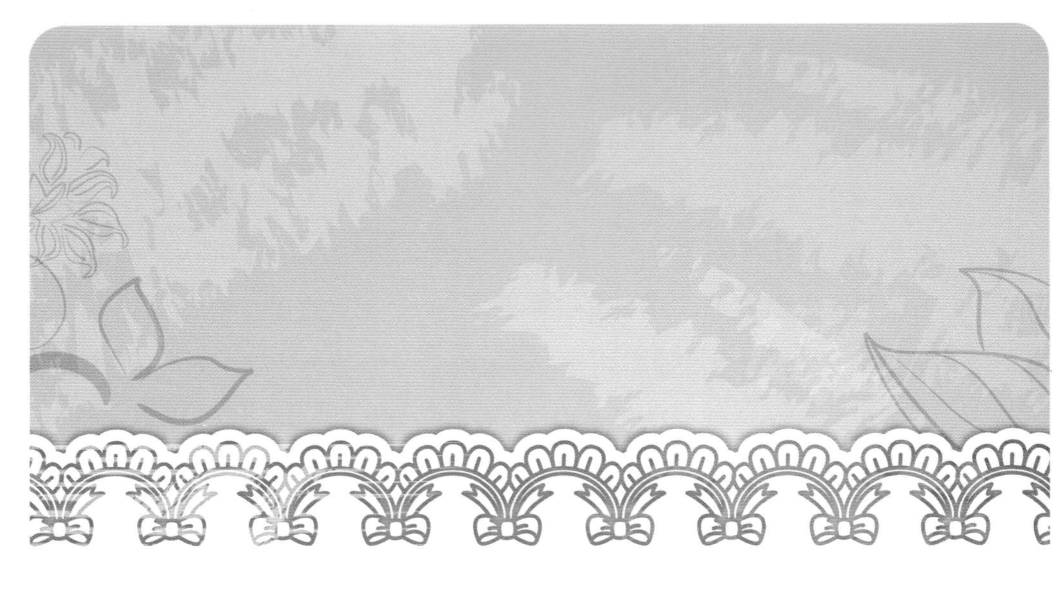

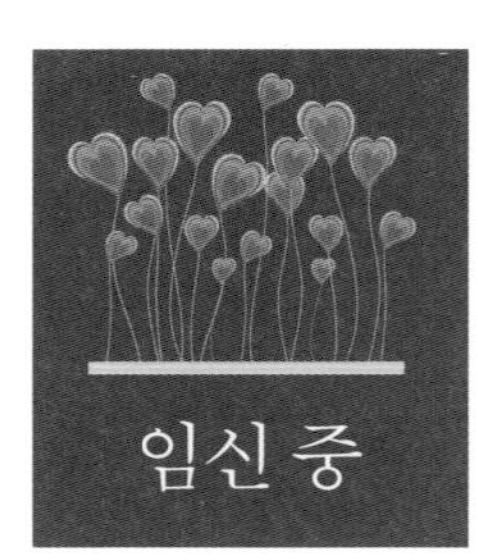

임신 중

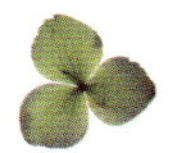

축하합니다, 임신입니다

"**선**생님, 두 줄 나왔어요!"
"네?"
"선생님, 저 두 줄 나왔는데 임신 맞나요?"
눈물이 그렁그렁한 얼굴로 쳐다보는 서미영(30세) 씨는 임신을 기다리며 지난 1년 동안 꾸준히 병원을 찾았던 분이다. 그리고 결혼한 지 3년 만에 콩닥거리는 마음을 감추지 못하고 임신 테스트를 하자마자 달려온 것이다. 아직 젊고 몸도 별다른 이상이 없어 곧 좋은 소식이 오겠지 했는데, 막상 결과를 듣고 보니 서미영 씨는 생각보다 많이 임신을 기다렸던 모양이었다.
"생리 예정일이 2주가 지났는데도 영 소식이 없어서……."
조심스럽게 시판용 임신진단시약으로 검사를 해본 서미영 씨는 가족들에게 알리기 전에 정확하게 확인하기 위해 병원을 찾았다.
"좋은 소식이 있겠지요. 잠시만 기다리세요."
이럴 땐 대부분 검사 결과를 예측할 수 있지만 확실히 해두어야 한다. 간단한 검사를 마치고 서미영 씨는 순서를 기다린다. 수없이 반복되는 순간이지만 산부인과 의사로서 이런 순간은 정말 기분이 좋다.

생리주기를 넘기면 일단 검사부터

규칙적인 생리주기를 가진 여성이 예정일을 넘겨도 생리가 없다면 무엇보다 먼저 임신이 아닌지 확인해야 한다. 임신 여부를 확인할 수 있는 가장 빠르고 손쉬운 방법이 시판용 임신진단시약을 사용하는 것이다. 이것은 소변 내의 임신 호르몬 존재 여부를 감지해서 임신을 진단하는 방법으로, 생리 예정일에 검사해도 임신 여부를 알 수 있다. 하지만 생리 예정일이 며칠 지난 뒤에 검사하면 훨씬 더 정확하므로, 정확한 진단을 원한다면 생리 예정일 1~2주가 지난 다음에 테스트하는 것이 좋다.

만약 예정일이 많이 지났는데도 임신 진단 검사 결과가 음성으로 나왔다면 반드시 재검사를 해보고, 두 번째 검사 결과도 음성이라면 의사의 진료를 받는 것이 좋다. 흔하지는 않지만 시판용 임신진단시약의 검사 결과에 오류가 있을 수도 있기 때문이다.

집에서 해본 임신 진단 검사 결과가 양성으로 나왔다면 되도록 빠른 시일 내에 병원을 방문하여 임신 여부를 정확히 확인받고 전반적인 산전 검사를 받아야 한다.

정상 임신이라도 전문의의 진료가 필요하다. 임신 초기에 가족력, 개인적인 병력, 이전 출산력, 약물 복용 여부 등을 미리 점검함으로써 임신 중 특별히 고려해야 할 사항이 있는지 알아보고, 간혹 있을 수 있는 자궁외임신 여부 등을 조기에 발견하기 위해서이다. 또 정확한 진단을 받아야만 분만 예정일도 산출할 수 있다.

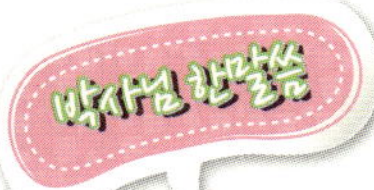

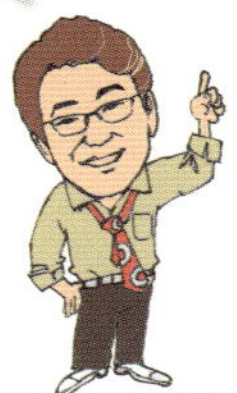

임신은 서로 다른 문화 속에서 살아 온 남편과 아내에게 주어지는 세상에서 가장 좋은 선물이자 축복입니다. 두 문화를 하나로 만들어주며 가족의 의미를 알게 해주고 어려움에도 흔들리지 않게 하는 구심력이 되어줍니다. 따라서 항상 웃음이 넘치고 행복한 미래를 꿈꿀 수 있게 해주는 임신에 감사해야 합니다.

임신 확인 검사

1) 문진-임신의 증상
2) 소변 검사
3) 혈액 검사(임신 호르몬)
4) 초음파 검사

임신 초기 증상

1) 생리가 멈춘다.
2) 유방이 커지고 팽창되는 통증을 동반한다.
3) 질 분비물이 많아진다.
4) 몸이 무거워지고 피로감을 자주 느낀다.
5) 이유 없이 오심과 구토가 생기고 변비가 생긴다.
6) 방광염에 걸린 것처럼 오줌소태(비뇨 증상)가 생긴다.
7) 감기에 걸린 것처럼 미열, 두통, 하복통이 생긴다.
8) 피부 트러블(기미, 주근깨 등 색소침착)이 늘어난다.

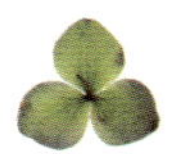

쌍둥이 엄마는 병원도 두 배로!

“축하합니다. 쌍둥이입니다.”

결혼 후 4년이 넘도록 아기가 생기지 않아 마음고생을 했는데 쌍둥이라니! 정가영(36) 씨는 최근 시험관 아기 시도 첫 번째에 운 좋게 쌍둥이를 임신했다.

“어머나, 이를 어째!”

함께 온 친정 어머니는 기뻐서 어쩔 줄을 모르고, 당사자인 정가영 씨는 눈물만 흘렸다.

“정가영 씨, 그동안 힘드셨죠? 고생 많으셨습니다.”

“네, 뭘요. 조금……”

“쌍둥이니까 병원에도 두 배로 더 자주 오셔야 합니다.”

“그런가요?”

오랫동안 기다리다 어렵게 가진 아이인만큼 정가영 씨 부부는 쌍둥이 부모가 될 준비에 한창이다. 하지만 각종 임신 관련 서적과 인터넷을 뒤적이며 자료 수집에 열을 올리던 정가영 씨 부부는 쌍둥이의 증가와 그에 따른 위험률 증가에 관한 글을 읽고 걱정이 되어 다시 병원을 찾아왔다.

“쌍둥이를 임신했다고 해도 정기검진과 건강한 생활 관리만 뒷받침되면 크게 걱정하지 않아도 됩니다.”

정가영 씨 부부는 그제서야 안도의 숨을 내쉬며 병원을 나섰고, 그뒤에는 꼬박꼬박 함께 검진을 하러 온다.

불임 치료약이 다태아를 만든다

최근 들어 쌍둥이 이상의 다태아를 임신·출산하는 경우를 주변에서 심심치 않게 볼 수 있다. 다태아는 둘 이상의 태아를 동시에 임신한 경우를 말하는데, 간혹 세쌍둥이나 네쌍둥이가 태어나 화제가 되기도 한다. 실제로 통계청 자료를 보면 최근 몇 년 동안 쌍둥이 출생률은 계속 상승하고 있다.

쌍둥이 출산율이 높아지는 이유로 가장 관심을 끌고 있는 것이 바로 불임 치료다. 불임 치료를 받는 산모들이 많아지면서 자연스럽게 쌍둥이 출산율도 높아지고 있다. 미국 질병예방통제센터의 연구 결과를 보면 여성의 난소를 자극하는 불임 치료약이 다른 불임 치료법보다 쌍둥이를 출산할 가능성이 4배가량이나 높다고 한다.

이상 임신, 조산, 유산 및 임신합병증 위험 높아

쌍둥이 이상 다태 임신인 경우에는 조산과 유산, 기형아 출산 등 여러 가지 합병증의 발생 위험이 크기 때문에 임신 기간 중 각별한 주의가 필요하다.

보통 정상적인 임신주기를 38~42주 사이로 보는데 쌍둥이는 37주, 세쌍둥이는 35주 정도에 출산을 한다. 임신 주수도 짧고, 2명 이상의 태아가 한번에 자라기 때문에 저체중으로 출산할 확률도 그만큼 높다. 일반적인 경우에는 출생 시 체중이 2.5킬러그램 미만인 저체중아 출산 비율이 6퍼센트인데 비해, 쌍둥이 출산의 경우에는 53퍼센트, 세쌍둥이 출산의 경우에는 93퍼센트가 저체중아로 태어난다. 뿐만 아니라 쌍둥이는 기형아 발생 빈도도 3배 이상 높다.

또한 다태아는 유산 위험이 높고 조기 진통, 임신성 고혈압, 자궁내 발육 제한, 전치태반, 태반 조기박리, 양수 과다 등으로 인한 조기분만 가능성이 높아 임신 기간 중 산모들의 각별한 주의와 정기적인 건강검진이 필수다.

다태 임신 생활의 주의사항

다태 임신을 한 산모는 주의해야 할 점이 많다. 태아 한 명이 추가됨에 따라 영양 권장량도 많아진다. 임신 초기 입덧으로 인해 음식 섭취가 어려운 경우에도 초반기 체중 증가가 아기 영양 공급에 영향을 미치므로 임신 초기부터 잘 먹어야 한다.

또한 빈혈 가능성이 높으므로 철분을 충분하게 섭취해야 한다. 단, 지나치게 단것을 많이 먹거나 적정 체중을 훨씬 초과할 정도로 체중이 증가하면 임신성 당뇨나 임신중독증 등의 질환이 생길 수 있으므로 주의한다.

충분한 휴식과 적절한 운동 역시 중요하다. 하지만 20~30주 이후에는 과도한 운동이나 여행을 삼가고, 적어도 아침에 2시간, 낮에 2시간 그리고 저녁식사 뒤에도 충분한 휴식을 취해야 한다. 또 단태아보다 분만 진통이 더 빨리 올 수 있으므로 임신 마지막 달이 되면 되도록 힘든 일을 피하고, 장거리 외출과 여행도 자제한다. 정기검진을 잘 받고, 손발이나 얼굴이 붓는 증상 또는 평소와 다른 증상이 나타나면 즉시 병원을 찾아 소변 검사와 혈압 측정을 하는 것이 좋다.

쌍둥이 이상의 다태아 임신은 위험 요소가 여러 가지 있지만 의학 기술이 발전하였기 때문에 걱정하지 않아도 됩니다. 정기검진을 통해 산모와 태아의 건강을 확인해가면서 임신과 관련한 여러 합병증의 위험을 예방할 수 있으며, 조기진통이 생기지 않도록 평상시 생활관리에 신경 쓴다면 만삭의 자연분만도 가능합니다.

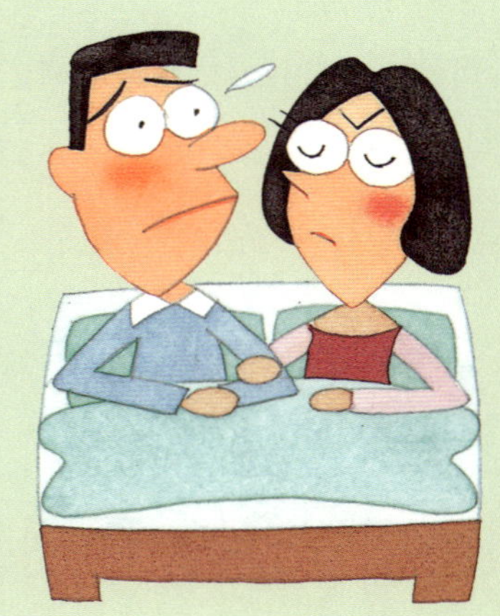

자연임신이 힘들면
차선책으로 선택하는 시험관 아기

만약 시험관 아기로 임신에 성공했다는 사람을 보면 진심으로 축하해주길 바란다. 시험관 아기는 거의 100퍼센트 여성의 희생과 고통으로 탄생하기 때문이다. 그 과정이 너무나 힘들기 때문에 체력이 뒷받침되지 않으면 권하고 싶지 않은 방법이다.

남성은 정자를 채취하는 비교적 쉬운 과정만 참여하면 되지만 여성은 매우 복잡하고 정교하며 물리적으로 힘든 과정을 거쳐야 한다. 먼저 난자에 여포자극호르몬 같은 성호르몬을 많이 투여하여 여러 개의 난자를 성숙시킨 후 초음파와 난자 채취용 기구를 이용하여 이를 채취한다. 이것이 첫 번째 난자 채취 시술이다.

이후 배양액 속에 난자와 정자를 섞어서 인위적으로 수정시킨다. 주로 시험관 내에서 수정이 일어나므로 시험관 아기라는 이름이 붙었다. 약

24시간이 지나면 수정이 일어나고, 수정이 된 뒤 약 12시간이 지나면 세포분열이 시작된다. 세포가 4개에서 8개 사이가 될 때 배아를 다시 여성의 자궁으로 이식한다. 이로써 여성은 난자 채취 2~5일 후 두 번째 배아 이식 시술을 받는다.

자궁에 넣은 배아가 착상할 확률은 20퍼센트에서 30퍼센트 정도이다. 임신의 성공 여부는 과배란된 난자의 수와 질, 정자의 수정상태, 세포분열의 과정 및 세포분열된 배아의 상태 등에 따라 결정된다. 시험관 아기 시술은 착상되기 직전까지 인위적으로 만들어주는 과정이기에, 이때까지의 과정이 좋지 않은 부부들이 대상이 된다.

시험관 아기 시술 외에도 여러 가지 불임 시술이 있다.

인공수정은 난자를 채취하지 않고 건강한 정자만 채취한 후 여성의 자궁 내에 삽입하는 방법으로, 남성 쪽의 성 기능이나 정자 운동성에 문제가 있을 때 주로 사용한다.

나팔관 내 인공수정은 채취한 정자와 난자를 시험관에서 섞은 뒤 수정되기를 기다리지 않고 곧바로 나팔관에 넣는 방법이다.

접합자 난관 내 이식술은 체외수정과 유사하지만 난자의 수정이 확인되면 세포분열이 일어나기 전에 수정란을 난관에 넣어주는 방법이다. 환자의 상태에 따라 최선의 방법을 선택하는데, 임신 성공률은 비슷하다.

자연임신을 하지 못한 부부는 불임이라는 심리적인 스트레스가 매우 심하고, 여성의 경우에는 물리적 고통이 심리적인 스트레스 못지않게 크다. 게다가 1회 시술에 드는 비용도 적지 않다. 어떤 방법을 택하건 시험관 아기를 시도하기 위해서는 크나큰 의지와 노력이 필요하다.

불임증은 한두 달 내에 금방 해결되지 않으므로 중장기적으로 계획이 필요하다. 불임 부부들은 너무 조급하거나 불안해 하지 말고 여유롭게 꾸준한 노력이 필요하며 서로 이해하고 위로하면서 조만간 예쁜 아기의 엄마, 아빠가 되는 날이 오기를 기다려야 한다.

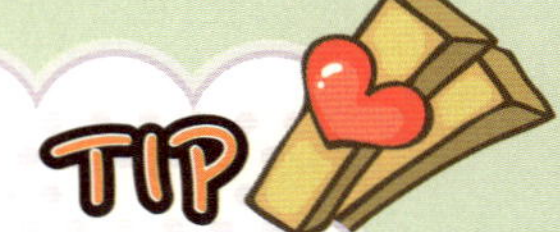

정상적인 임신의 과정과 시험관 아기 시술의 대상

생리 전 14일경 배란 시기에 성관계를 하면 질내에 사정된 정자가 자궁 입구의 자궁내강 나팔관 복강으로 들어가 난소에서 배란되는 난자와 만나 수정이 되고, 이 수정란이 세포분열을 하면서 복강 나팔관 자궁내막으로 이동하여 착상이 이루어진다. 이러한 정상 임신 과정에 결함이 있을 경우 불임시술의 대상이 된다.

1) 배란 장애(배란의 시기, 난자의 상태 등에 문제)
2) 나팔관의 이상(정자 및 수정란의 이동에 문제)
3) 수정 장애(골반 속 이상, 면역학적 문제, 남성정자 문제)
4) 세포분열 이상(수정란의 문제)
5) 자궁내막 결함(착상 장애)
6) 원인불명의 불임증

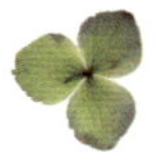

고령 출산일수록 태교에 힘써라

39세가 된 김경미 씨는 결혼 10년 만에 아이를 가졌다. 결혼 초기에 아기를 갖기 위해 이런저런 노력을 하다가 뜻대로 되지 않아 마음을 비우고 살았는데, 이제야 자연임신이 된 것이다.

고령에다 초산인지라 산모는 물론 의사도 긴장하기는 마찬가지다. 어렵게 아이를 얻은 김경미 씨에게 축하가 아니라 험한 이야기들을 먼저 전해야 하기 때문이다.

"제 나이가 많아서 혹 아기에게 이상이 있지 않을지 불안해요."

"나이 든 분이 임신을 하면 가장 조심해야 할 것이 바로 마음의 안정이에요. 산모가 편안해야 아기가 잘 클 수 있으니까 좋은 것, 예쁜 것만 보시고 즐거운 마음으로 지내세요."

"그렇게만 살 수 있나요?"

"옛분들이 말씀하시던 태교를 그대로 따라하시면 좋습니다."

고령 출산이 위험한 이유는 선천성 이상아가 태어날 확률이 높기 때문이다. 실제로 35세 이상 고령 산모에게서 태어난 미숙아, 조산아 등의 경우 신체결함이 있는 선천성 이상아가 많이 발견되었다. 특히 산모의 나이가 많을수록 선천성 이상아가 태어날 확률이 높은 것으로 알려져 있다.

태교, 편안한 마음가짐이 가장 중요

고령 출산에 따른 선천성 이상아 위험률을 낮추기 위해서는 무엇보다 필요한 것이 철저한 건강 관리이다. 임신을 한 산모들이 흔히 하는 '태교'가 큰 도움이 되는데, 기본적인 태교의 항목이 산모와 태아의 건강에 도움을 주기 때문이다.

옛말에 '뱃속 열 달이 출생 후 10년의 가르침보다 더 중요하다'라고 했다. 오래된 서적을 펼쳐 들면 이와 같은 태교 관련 글귀를 심심찮게 볼 수 있다. 고려시대 문헌에도 등장하는 태교는 조선시대 때 널리 퍼지기 시작했으며, 《동의보감》과 《태교신기》 등의 서적에 빈번하게 등장한다. 우리나라에서 예로부터 전해 내려오는 전통 태교법 중 임신부가 꼭 지켜야 할 일곱가지 항목을 정리한 《칠태도》를 살펴보면, 임신 중 술을 마시거나 무거운 짐을 들지 말고, 조용히 책을 읽거나 시를 쓰거나 품위 있는 음악을 듣고, 말을 많이 하거나 우는 것을 자제하라는 등의 내용이 정리되어 있다. 임신 중 편안한 마음가짐과 안정된 태도가 중요하다는 요즘의 태교법과도 일치한다. 이와 같은 《칠태도》 속에서 우리는 자궁 속 태아를 하나의 인격체로 보고 배려하는 모습을 엿볼 수 있다.

전통 태교는 임신 전부터 몸과 마음가짐의 중요성을 강조했으며, 임신 중에 올바르게 자고 보고 먹고 말하고 행동하면 아이의 용모 또한 단정하고 재주가 뛰어날 것이라는 믿음에서 출발한다. 이것이 대대로 전해져 오늘날 여러 가지 태교법을 낳았다.

요즘의 태교는 영리하고 똑똑한 아이를 낳는 것에 초점이 맞춰져 진행되는 경향이 있다. 이에 반해 전통 태교는 아이의 올바른 심성과 마음가

짐을 우선으로 하는 인성 교육이 강조되는 것이 특징이다. 이를 통해 입신양명할 수 있는 아기를 낳을 수 있다고 하였다. 임신 중 태교를 준비하고 있는 분이라면 우리 조상의 지혜를 통해 '태교'의 진정한 목적이 무엇인지 다시금 되새겨보아야 한다.

칠태도(七胎道)

제1도. 임신 중 해서는 안 될 일 다섯가지.
　① 산달에 들어서 머리를 감아서는 안 된다.
　② 높은 마루, 바위 등에 올라서는 안 된다.
　③ 물을 많이 먹어서는 안 된다.
　④ 무거운 짐을 지고 험한 산길, 위태로운 냇물을 건너서는 안 된다.
　⑤ 밥을 먹을 때는 이상한 움식을 피해야 한다.
제2도. 말을 많이 하거나, 웃거나, 놀라거나, 겁먹거나, 곡하거나 울지 않을 것.
제3도. 살기 서린 곳(태살)은 피한다.
제4도. 임신부는 조용히 앉아 아름다운 말만 하거나 듣고, 성현의 명 구절을 외우거나 시를 읽고 붓글씨를 쓰며 품위있는 음악을 듣는다.
제5도. 임신부는 가로 눕지 말고, 기대지 말고, 한 발만으로 기우뚱하게 서 있지 말라.
제6도. 소나무 바람소리를 듣거나 매난의 향기를 맡아라 즉, 자연과 함께하라.
제7도. 임신 중에는 금욕하라.

고른 영양 섭취와 적정 체중 관리가 필요

임신 중 임신부의 심리와 영양 상태는 태아에게 직접적인 영향을 미치는데, 흡연은 주의력 결핍과 행동장애, 저체중을 가져오고, 음주는 태아 알코올증후군(정신박약과 미숙아, 기형아, 행동장애 등)을, 스트레스는 우울증과 기억력 저하, 낮은 지능의 문제를 일으킬 수 있다.

임신 기간 중 기본적으로 신경 써야 하는 것은 올바른 영양 섭취다. 영양 상태가 나쁘면 미숙아나 조산, 유산의 위험이 커지고, 영양 상태가 과하면 태아가 과숙아가 되어 난산, 선천성 당뇨를 갖고 태어날 위험이 높다.

임신 중 올바른 영양 섭취법은 모든 영양소를 골고루 섭취하되, 임신 4개월 이후 입덧이 사라지고 입맛이 당기기 시작하면 먹는 것을 적당히 조절해야 한다. 임신 중에는 보통 체중이 11~13킬로그램 정도 증가 하는데, 이것보다 체중이 크게 늘어나면 필히 체중 조절을 위한 식단관리가 꼭 필요하다.

임신 기간별 정기 검사도 중요

임신 기간 중 해야 하는 정기검사 역시 중요하다. 정기검사는 태아의 발달 정도와 건강 상태를 살필 수 있을 뿐만 아니라 임신부의 건강과 순산을 위해서도 필요하다.

임신 전 간단한 혈액 검사와 소변 검사만으로도 정확한 혈액형 분석과 함께 B형 간염, 풍진, 간기능, 신기능, 빈혈 등의 질환 여부를 확인할 수 있다. 임신 4개월 무렵에는 양수 검사와 쿼드 검사 등을 통해 다운증후군 등 태아의 선천성 이상 여부를 확인할 수 있으며, 질 입체초음파 검사를 통해 태아의 성장도 직접 살펴볼 수 있다. 임신 5~7개월에는 4D 입체

초음파 검사, 빈혈 검사, 태동 검사, 임신성 당뇨 검사 및 심전도 검사가 이루어진다.

고령 출산은 임신부와 태아의 건강에 위험 요소가 되기는 하지만 평소 건강관리를 철저히 해왔다면 얼마든지 건강한 출산을 할 수 있습니다. 따라서 고령 임신부는 나이로 인한 스트레스를 받기보다는 올바른 태교와 함께, 정기적인 산부인과 검사를 통해 밝고 여유로운 마음가짐으로 건강한 임신 기간을 보내는 것이 자신과 태아에게 큰 도움이 됩니다.

〈태교신기〉 1801년 사주당 이씨가 써 내려간 태교 지침서
자녀 넷을 키운 경험과 옛 성인의 경서, 역사서를 인용해 구체적인 태어법을 제시했다. "스승 10년의 가르침이 어미 열 달 배 안의 가르침만 못하니라." 태교는 여성만의 의무가 아니라 남편을 비롯한 온 가족이 동참해야 한다.

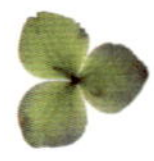

음악 태교와 태담 태교

태아는 임신 3개월에 접어들면 귀가 자라서 들을 수 있게 되므로 이 시기부터 음악 태교를 시작하는 것이 좋다. 임신 6개월에 들어서면 청각 기능이 거의 완성 단계에 이르고, 뇌에서 기억을 관장하는 부위도 기능을 하기 시작하므로 다양한 음악을 구분하고 기억할 수 있다. 이 시기에 태아에게 좋은 소리를 많이 들려주어 기분 좋은 자극과 행복한 기억을 많이 갖도록 해주는 것이 중요하다. 태아기에 음악 태교를 접하며 성장한 아이는 감수성과 인지력이 뛰어나고, 초기 언어를 받아들이는 우뇌가 잘 발달하여 말을 빨리 익히기도 한다. 또한 뇌에서 엔도르핀이 분비되어 상상력·집중력·창조력이 키워진다.

일반적으로 음악 태교라 하면 편안한 클래식 음악을 생각하는데, 가장 좋은 태교 음악은 바로 임신부가 즐겁게 듣고 부를 수 있는 음악이다. 임신부가 직접 태아에게 노래를 불러주면 정서적으로 안정감을 줄 뿐만 아니라 깊은 호흡을 하게 되어 태아에게 좋은 공기를 공급해줄 수 있으므로 일석이조의 효과가 있다. 이밖에도 자연의 소리(새소리, 물소리, 풀벌레소리)와 고전음악도 태아의 뇌 활성화에 도움을 준다.

음악 태교의 포인트 tip 5

1. 매일 시간을 정해놓고 10~20분씩 하루 2회가 적당하다.
2. 가장 좋은 시간은 집 안 정리를 끝낸 뒤다. 임신부가 가장 편안한 시간이기 때문이다.
3. 비스듬히 기대어 감상하면 더욱 편하다. 흔들의자에 앉아서 듣는 것도 좋다.
4. 우울할 때에는 곧바로 즐거운 음악을 듣기보다는 단조의 슬픈 곡을 듣다가 즐거운 곡으로 이어 듣는 것이 좋다. 약간 들떠 있을 때에는 리듬이 일정한 현악기 음악이 감정을 진정시켜준다.
5. 하루 일과에 따라 음악을 달리 듣는 것도 좋은 방법이다.
   – 집안일을 할 때는 가볍고 경쾌한 미뉴에트!
   – 혼자 명상할 때는 미사곡이나 메시아 등의 종교 음악!
   – 하루 일과를 정리하고 일기를 쓸 때는 세레나데!

출산을 한 뒤에도 음악 태교를 할 때 들려주었던 음악을 지속적으로 들려주면 아기의 정서적 안정에 도움이 된다.

태아는 청각 기능이 예민해 억양 구분 능력이 있으므로 부모의 목소리에 잘 반응한다. 특히 아빠가 부드러운 목소리로 대화를 시도하면 태아는 더 잘 반응한다. 부모의 목소리는 태아의 뇌를 자극하고 성장시킨다. 이 때문에 태담을 많이 나눈 아이들은 정서적으로 안정되고 지능이 발달할 뿐만 아니라 사회성도 훨씬 더 발달한다. 아기는 부모가 말을 걸어올 때 자신을 사랑한다는 것을 느낀다고 한다. 엄마도 마찬가지로 태담을 통해 아기에 대한 애착과 사랑이 더 깊어진다. 또한 부부간의 친화력도 높일 수 있으므로 태아에게도, 부부에게도 좋은 태교법이다.

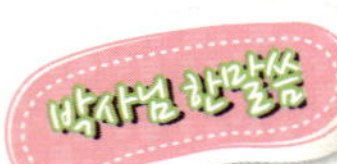

1. 아빠도 태담에 참여한다.

남자의 저음이 여자의 고음보다 태아에게 더 잘 전달되며, 뱃속에서부터 아빠 목소리에 익숙해진 아이들은 태어난 후에도 아빠와 더 빨리 친숙해진다.

2. 갓난아기에게 말하듯 이야기한다.

태아에게는 천천히 분명한 발음으로 억양의 높낮이를 살려 부드럽고 나지막한 목소리로 말하는 것이 좋다.

3. 일방적인 대화가 아니라 양방향 대화를 한다.

태아에게 질문을 던지고 그에 대한 반응을 살핀 뒤 다시 이야기해주는 대화 방식의 이야기가 좋다.

4. 소리와 함께 이미지를 전해준다.

태아가 부모의 말을 듣고 이미지를 상상해볼 수 있도록 눈에 보이는 것들을 구체적으로 묘사해주는 것이 좋다. 예를 들어 "아가야, 이건 아삭아삭한 주황색 당근이야. 엄마가 송송 썰어서 노란 카레에 넣을 거야" 또는 "보글보글 뜨거운 물이 끓고 있어" 등이다.

5. 사랑을 표현하는 말을 많이 해 준다.

기쁜 마음으로 애정이 듬뿍 담긴 말을 자주 해서 태아가 엄마, 아빠의 사랑을 흠뻑 느낄 수 있도록 해 주는 것이 좋다.

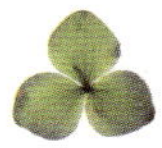

태아 마사지로 채우는 아빠의 사랑

아내 사랑은 남편이라고 하지 않던가, 임신 중 남편의 아내 사랑을 측정하는 객관적인 방법 중 하나가 튼살 여부다. 병원을 찾는 임신부의 배만 보아도 그들 부부의 애정지수를 알 수 있다. 남편의 무관심이 튼살을 낳는다는 우스갯소리가 있을 정도로 임신 중 튼살이 얼마나 생기는가는 전적으로 남편의 관심과 노력 여하에 달려 있다. 아내의 부른 배와 다리 등에 튼살이 생기지 않도록 매일 저녁 마사지를 해주는 남편이 모든 임신부의 이상형일 것이다.

남편의 마사지는 부인의 피부 관리뿐만 아니라 엄마와 아기의 정서적 안정이라는 최대의 효과가 있다. 아기와는 따스한 교감을 나누고, 아내와는 친밀감을 높이는 태아 마사지는 여러 가지 이유로 임신부 스스로 하는 것보다 남편이 해주는 편이 좋다.

태아 마사지는 임신 중인 임신부의 배를 부드럽게 문질러주는 마사지법이다. 마사지를 할 때 자연스럽게 전해지는 손의 온기와 감촉은 태아의 정서적 안정에 도움을 주고, 양수의 규칙적인 울림으로 피부 표면을 자극해서 대뇌 발달과 함께 부모와 교감이 이루어져 정서 발달에도 좋다. 태아 마사지를 잘 받은 아이일수록 지능이나 운동능력이 다른 아이에 비해 빠르게 성장한다고 한다. 태아 마사지를 하면, 태아는 총명하고 건강하게 자랄 수 있는 환경을 제공받게 되고, 임신부는 자궁 수축력과 뱃심을 기를 수 있어 순산에 도움이 된다. 또한 아빠는 임신부와 태아를 위한 마사지를 하면서 적극적으로 태교에 임했다는 스스로의 만족감과 함께 태어날 아기를 맞이하는 자세를 가다듬을 수 있는 좋은 기회를 얻을 수 있다.

태아 마사지 순서

1. 마사지를 시작하기 전에 태아를 가볍게 어루만지며 "아가야, 마사지 해줄게"와 같은 말로 시작을 알린다.
2. 배꼽을 중심으로 윗배는 위에서 아래로, 아랫배는 아래에서 위로, 양 옆은 가운데로 쓰다듬어 올리듯 어루만지는 동작을 3회 반복한다.
3. 시계 방향으로 배꼽 중심에서 점점 더 큰 원을 그리며 문지르는 동작을 6회 반복한다.
4. 손을 오목하게 모으고 배꼽 중심에서 더 큰 원을 그리며 살살 두드리는 동작을 3회 반복한다.
5. 2번 동작을 반복하여 마무리한다.

태아 마사지는 임신부가 가장 기분이 좋은 시간, 특히 샤워 후나 잠자리에 들기 전 시간을 활용하면 좋다. 더불어 좋아하는 음악을 듣거나 향을 피워 놓으면 더욱 상쾌한 기분을 유지할 수 있다.

태아 마사지를 할 때 주의할 점은 배를 두드리거나 문지를 때는 부드럽게, 마치 피아노를 치는 듯한 느낌으로 해야 한다는 것이다. 마사지 도중 수축감이나 불쾌감이 느껴지면 동작을 잠시 멈추고 휴식을 취하는 것이 좋다. 또 경산부나 살이 많이 튼 임신부라면 하루 2회 정도 마사지해주는 것이 출산 후 미용 관리에 많은 도움이 된다.

"아기의 심성은 부친의 태교, 생김새는 모친의 태교를 통해 물려 받는다" 란 말이 있습니다.

가정에서 부인과의 관계가 나쁘다면, 태교는 커녕 대화조차 힘들며 더욱이 신체접촉은 아예 불가능 합니다. 태교를 잘 하려면 아빠의 도움이 더욱 중요하니 처음엔 익숙하지 않더라도 자꾸 하다보면 알콩달콩 재미있고 좋은 추억이 될 수 있습니다.

7가지 똑똑한 태교 원칙 – 한양대 박문일 교수

1) 아기는 공부하는 엄마를 기억한다.

태아는 공부의 즐거움을 기억한다.

똑똑한 아기를 원한다면 엄마가 가볍고 즐거운 마음으로 공부하자.

2) 태아 때 경험이 아이의 성격을 결정한다.

엄마가 보고 느끼는 모든 것을 태아는 그대로 보고 느낀다.

아이의 마음과 모습으로 10개월을 살자.

3) 태내 환경이 IQ를 결정한다.

충분한 영양 공급과 유해물질 차단, 편안한 마음이 두뇌발달을 돕는다.

4) 좋은 환경은 치료 효과가 있다.

임신부를 위한 따뜻한 이해와 격려는 습관성 유산도 극복하게 한다.

5) 자연의 소리가 태아를 쑥쑥 자라게 한다.

자연의 소리에 담긴 생명의 리듬이 태아의 성장을 돕는다.

6) 아기에게 태교는 산소와 같다.

편안한 몸과 마음을 최우선으로 하는 태교로 아기에게 더 많은 산소를
공급한다.

7) 아빠가 먼저 태교를 시작한다.

전통 태교에서 심성은 부친의 태교에서 시작한다. 아빠의 관심과 애정
어린 목소리, 정성을 보내주어야 한다.

직장인 예비 엄마가 지켜야 할 '5가지 임신 수칙'

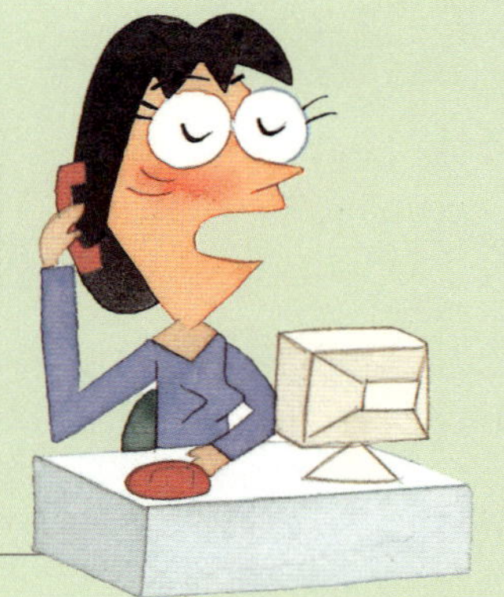

얼마 전 임신·육아 커뮤니티에서 온라인 설문을 한 결과, 우리나라 직장 여성 10명 중 4명이 임신 또는 출산과 관련해서 아무런 복지 혜택도 받지 못하고 퇴사한다고 한다. 심지어 임신을 이유로 스스로 퇴사하도록 회사에서 압력을 행사하는 경우도 있고, 출산 휴가나 육아 휴직 제도가 있어도 현실적으로 사용하기 어려운 분위기가 조성된 경우도 있다고 한다.

사회 전반적으로 저출산 문제가 심각하게 대두되면서 직장 여성들의 임신과 출산에 대한 회사 차원의 배려가 조금씩 나아지고 있다. 하지만 실제 직장 여성들이 느끼는 변화의 속도는 더디기만 하고, 마냥 기다리고만 있기에는 답답한 것이 현실이다. 건강한 임신과 출산을 위하여 직장인 임신부가 지켜야 할 5가지 임신 수칙에 대해 알아보자.

1. 임신 사실을 주변 동료와 상사에게 알리기

임신을 했을 때는 되도록 빨리 주변 동료와 상사에게 알리고 도움과 협조를 구한다. 임신 초기에는 호르몬 변화로 인해 늘 피로하고 일의 능률도 떨어질 수 있다. 또한 과중한 업무나 스트레스는 자연유산의 위험을 높이고 유해한 작업 환경은 태아기형을 유발할 수 있다.

같은 근무 조건 아래에서 임신을 이유로 업무 부담을 더는 것 자체가 직장 동료들에게 피해를 끼치는 것처럼 여겨질 수도 있고, 자존심이 상할 수도 있지만 임신 기간이 평생 지속되는 게 아니므로 지나치게 의식할 필요는 없다. 회사 차원에서 지원하는 임신부 지원 정책에 대해 충분히 알아보고, 적절히 조율해서 안전한 업무로 전환을 하거나 주위의 적극적인 도움을 받는 것이 좋다.

2. 충분한 휴식과 가벼운 운동하기

임신만으로도 지치고 힘이 드는데 업무와 집안일까지 하려면 쉽게 지치고 몸에 무리가 가게 마련이다. 하지만 피곤하다고 해서 너무 몸을 움직이지 않는 것은 좋지 않다. 출퇴근할 때나 점심시간에 틈틈이 가볍게 걷는 습관을 들이고, 가능하다면 점심시간이나 휴식시간에 5분이라도 누워 있도록 한다. 누울 곳이 없다면 보조의자에 발을 올려놓고 쉬는 것도 좋은 방법이다. 이 자세는 긴장과 스트레스를 푸는 데에도 도움이 되고 다리가 붓는 것도 방지할 수 있다.

업무 중에는 원활한 혈액순환을 위해 자세를 자주 바꿔주고, 목과 어깨를 가볍게 돌려주거나 팔다리를 쭉쭉 펴주는 스트레칭을 해준다. 퇴근 후에는 따뜻한 물에 족욕을 하거나 발 마사지를 받는 것도 좋다.

3. 알맞은 옷 입기와 체온 유지하기

임신 중에는 굽이 높은 신발이나 조이는 옷은 피하고 속옷은 면 소재가 좋다. 임신 12~16주 무렵이면 아랫배가 나오기 시작하는데, 이때부터는 청바지나 꽉 끼는 옷은 피하는 것이 좋다. 배를 조이거나 배가 나온 것을 가리려고 배를 압박하면 하지부종, 혈액순환장애를 일으킬 수 있다. 또한 임신 중에는 면역력이 약해져 감기 등에 걸리기 쉬우므로, 여름철 냉방이 잘 되는 사무실이라면 카디건을 입거나 숄 또는 담요로 무릎을 덮어 보온에 신경 쓰도록 한다.

4. 규칙적인 식생활과 식사량 조절하기

바쁜 직장생활을 하다 보면 식사를 거르거나 한꺼번에 밥을 몰아서 먹는 과식을 할 수도 있고, 야식이나 회식으로 영양을 과다하게 섭취하기 쉽다. 이런 식습관은 입덧을 심화시키고, 임신 중기 이후의 체중 조절에 실패할 가능성을 높인다. 가능하다면 음식을 먹을 때는 조금씩 여러 번에 나누어 먹고, 신선하고 부드럽고 소화가 잘 되는 음식을 선택한다. 맵고 짠 자극적인 음식이나 기름진 음식 등은 되도록 피한다. 입덧이 심한 경우에는 과일, 껌, 비스킷 등을 수시로 먹는 것이 도움이 된다.

5. 이상 증상이 있으면 즉시 진찰받기

임신 초기에 출혈이 있는 경우는 유산의 초기 증상일 수 있으므로 즉시 진찰을 받아야 한다. 중기에는 조산을 조심해야 하는데, 초기와 마찬가지로 출혈이 있거나 자궁 수축이 10~20분 간격으로 지속되면 조산 증상일 수 있으므로 즉시 병원을 찾아야 한다. 그외에도 심한 두통과 복통이 함께 나타나는 경우, 구토·오한·발열이 있는 경우, 갑자기 태동이 없어진 경우 등에도 꼭 진찰을 받아야 한다.

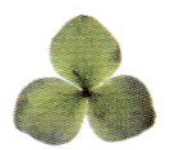

임신부는 황사와 꽃가루를 피하라!

임신 8개월에 접어든 정미경(30세) 씨. 겨울을 지나고 보니 이제 배도 두둥실 올라왔다.

"날이 좀 풀렸으니 살살 운동 좀 하세요."

"네, 집에만 있었더니 살도 찌고 몸이 둔해져서 힘드네요."

"출산 전에 몸을 좀 움직여야 순산합니다."

"네. 봄도 되고 했으니 이제 산책 좀 열심히 하려고요."

정기검진을 마친 후 얼마 되지 않아 정미경 씨가 다시 찾아왔다. 자세히 보니 얼굴에 발진이 돋았다. 아뿔싸, 꽃가루구나!

"요 며칠 날이 따뜻해 매일 동네 한 바퀴씩 걸어 다녔더니 얼굴이 이래요. 선생님!"

"가로수 길을 걸으셨나요?"

"네."

"꽃가루 알레르기입니다. 운동은 가능한 한 집에서 맨손체조나 기구를 이용하시는 편이 좋겠습니다."

"아하……."

"그리고 곧 황사가 몰려올 예정이라고 하니 바깥 나들이는 삼가는 것이 좋겠습니다."

"봄볕이 좋아서 산책한다는 것이 그만……."

임신부에게 운동은 필수불가결한 것이지만 우리나라의 외부 환경은 별로 좋은 편이 아니다. 봄철에는 유독 꽃가루와 황사가 심해 오히려 집 안에 있는 편이 안전하다. 때문에 임신부가 집 안에서 충분히 운동을 할 수 있도록 가정용 운동 프로그램을 짜서 따라하는 것이 좋다.

임신 중에는 생활관리와 건강관리를 통해 알레르기의 요인을 파악, 미리 대처하는 것이 무엇보다 중요하다. 그럼에도 불구하고 알레르기 증상을 느끼게 되면 지체없이 병원을 찾아 태아에게 무해한 성분의 약물 치료나 기타 치료를 받는 것이 좋다.

중국에서 불어오는 먼지바람, 황사

황사는 중국이나 몽골 등 아시아 대륙의 중심부에 있는 사막과 황토지대의 작은 모래나 먼지가 상층 바람을 타고 우리나라로 날아오는 현상을 말한다. 황사 속에는 마그네슘, 규소, 알루미늄, 철, 칼륨, 칼슘 같은 산화물이 포함되어 있다.

최근에는 중국의 공장에서 뿜어져 나오는 중금속이 다량 포함된 공기까지 함께 유입되면서 건강에 매우 해롭다. 그러므로 황사가 심한 날에는 외출을 삼가는 것이 좋다. 만약 외출을 해야 한다면 먼지를 막아줄 수 있는 마스크와 모자 등을 꼭 쓰고 나가야 한다. 또 외출 뒤 집에 돌아와서는 바로 손발을 씻고 양치를 하여 청결을 유지하도록 한다.

황사가 심한 봄철에는 돼지고기, 양파, 마늘, 해산물을 많이 먹는 것이 좋다. 돼지고기는 몸속에 쌓인 중금속을 흡착해 몸밖으로 배출해주고, 양파와 마늘은 풍부한 유황 성분으로 수은을 배출하게 해준다. 또한 미역, 굴, 전복 등의 해산물은 체내에 쌓인 납 성분을 배출하도록 도와준다.

고통스러운 꽃가루 알레르기

봄이 되면 겨울 동안 벌거벗은 나무들의 가지에서 아름다운 꽃이 흐드러지게 핀다. 그 아름다운 광경을 보기 위해 많은 사람들이 사랑하는 가족, 연인, 친구와 함께 야외 나들이를 떠난다. 하지만 몇몇 사람은 이런 아름다움을 느낄 새도 없이 끝없는 재채기의 괴로움을 겪기도 한다. 꽃가루 알레르기 때문이다.

꽃가루 알레르기는 '화분 알레르기' 라고도 하는데, 봄이나 초여름에 증상이 발생하거나 악화된다. 주로 풍매화(바람에 의해 수정이 이루어지는 식물의 꽃)의 꽃에서 꽃가루가 공중으로 날려 코나 기관지로 들어와 알레르기성 호흡기 질환을 일으키는데 오리나무나 소나무, 버드나무, 자작나무 등이 영향을 끼친다.

꽃가루 알레르기가 발생하면 기관지천식과 알레르기성 비염 및 결막염이 나타난다. 기관지천식이 있는 경우에는 기침, 가래, 호흡곤란 등이 발생하며, 비염이 있는 경우에는 재채기와 코의 가려움증, 맑은 콧물, 코막힘 증상이 나타난다. 또 눈이 가렵고 충혈되며, 심한 경우에는 알레르기성 결막염으로 발전할 수도 있다.

꽃가루 알레르기에서 벗어나려면 원인 꽃가루를 확인하는 것이 중요하다. 그런 다음 그 꽃이 피는 계절에는 외출을 삼가고 방문을 잘 닫아 실내로 꽃가루가 들어오는 것을 막아야 한다. 외출 시 마스크를 착용하는 것도 도움이 된다.

봄철 임신부는 황사와 꽃가루 같은 환경적 요소뿐만 아니라 겨울철 활동량이 줄어 체중도 늘게 되므로 주의해야 합니다. 체중 조절과 건강 관리를 위해 운동을 할 때는 처음부터 무리하면 오히려 몸에 악영향을 끼칠 수 있으므로 운동량과 운동시간을 조금씩 늘려 가는 것이 좋습니다. 임신부에게 좋은 운동은 걷기인데, 걷기운동은 체중 관리 효과뿐만 아니라 심폐 기능을 활성화시켜 분만 시 진통을 덜어주고, 임신 중 우울증을 덜어줍니다. 또 평소보다 2~3배 정도 더 많은 산소를 들이마시게 됨으로써 태아에게 산소가 충분히 공급되어 뇌세포 활성화에도 도움을 줍니다.

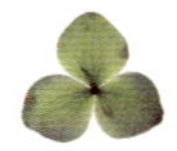

임신부 공공의 적 변비, 참지 마세요!

출산을 2개월 앞두고 있는 김학미(32세) 씨가 얼굴이 노래져서 찾아왔다.

"요즘 변비 때문에 볼일을 볼 때 너무 괴로워요."

시원하게 볼일을 본 지가 언제인지 까마득할 정도로 김학미 씨는 늘 뱃속이 더부룩하다고 했다.

"임신 초기에는 입덧 때문에 고생을 하더니, 후반기에 접어드니까 변비가 심해져서 죽겠어요."

"좀 더 일찍 찾아오시지 그랬어요."

"어떻게든 혼자 힘으로 해결해보려고 했는데, 억지로 힘을 주면 뱃속의 아이에게 안 좋을까 봐 참다 참다 할 수 없이 왔어요."

역시 엄마들은 자신의 몸보다는 아기에게 신경을 더 많이 쓴다.

"그렇게 고생하지 않으셔도 되는데 뭘 그리 참으셨어요."

간단한 연화제 처방으로 김학미 씨는 시원하게 변을 볼 수 있었다.

변비, 임신부의 말 못할 고민거리

임신을 하면 임신 전에 정상적인 배변 습관을 가지고 있던 여성도 변비를 경험한다. 임신 초기에는 유산을 막기 위해 근육 수축을 억제하는 황체 호르몬 분비가 많아지고, 임신 후반기에 접어들어서는 복부 압박 때문에 장 활동이 제한되어 변비가 생기기 쉽다. 전체적으로 복부가 늘어나면서 커진 자궁과 태아의 머리에 장이 눌리기 때문이다. 또 임신 중 빈혈을 예방하기 위해 복용하는 철분제의 영향과 운동량 감소도 변비의 원인이 된다.

임신부 변비를 예방하려면 섬유질이 풍부한 음식과 장의 연동 운동을 촉진하는 식품을 충분히 섭취하는 것이 좋다. 잡곡밥 · 채소 · 과일 · 해조류 등은 섬유소와 수분이 풍부한 식품이며, 곤약 · 한천 · 김 · 미역 등은 변의 부피감을 증가시키고 장의 연동 운동을 촉진시켜 변비를 예방하는 데 도움이 된다. 또 하루 평균 8~10컵 정도의 물을 마시고, 변을 참지 않아야 한다. 몸을 활발하게 움직일수록 장운동이 촉진되므로 임신 중에도 적절한 운동은 필수이다. 마지막으로 철분제와 칼슘제는 변비를 일으킬 수 있으므로 변비가 생길 경우에는 주의해서 복용하도록 한다.

진료 후 처방된 변비약, 태아에게 해 끼치지 않아

변비를 예방하기 위해 생활 습관을 바꿨는데도 증상이 심해지는 경우가 있다. 단단한 변이 직장을 통과하면서 출혈을 일으키기도 하고 치질이 생기기도 하는데, 이는 대부분 출산 뒤에 자연스럽게 치료되므로 크게 걱정하지 않아도 된다. 하지만 생활에 지장을 줄 정도로 증상이 심하면 병원을 찾는 것이 좋다. 초기에는 메틸셀룰로오즈 또는 락툴로오즈 같은 부피 형성 완화제(대변의 양을 조절)를 처방해주고, 증세가 지속되면

삼투성 완화제나 자극성 완화제를 병용 처방할 수 있다. 많은 임신부들이 변비약이 태아에게 좋지 않은 영향을 끼칠 것으로 생각해서 복용을 꺼리는데, 변비약은 대부분 체내에 흡수가 되지 않고 장에서만 작용하기 때문에 안전한 편이다. 또한 임신 중임을 확인하고 처방한 약은 안심하고 복용해도 문제가 없다. 이런 노력에도 불구하고 변비가 계속되면 전문검진기관을 방문해 변비의 원인을 찾아야 한다.

변비를 피하는 식품

청국장: 청국장 안에 들어 있는 발효균은 변의 양을 늘려주고 숙변을 제거해주기 때문에 임신부 변비 치료에 탁월하다. 요구르트에 비해 100배 많은 발효균을 함유하고 있다.

고구마: 고구마의 섬유질은 대변의 양을 늘려줄 뿐만 아니라, 장에 이로운 세균의 수를 늘려 대장 운동을 원활하게 해준다. 특히 생고구마를 자르면 나오는 아마이드라는 흰색 진액은 장 속에서 발효를 일으켜 방귀가 잦아지고 배설을 쉽게 하도록 도와준다.

다시마: 다시마는 섬유질과 칼륨이 풍부한 반면 칼로리는 거의 없는 식품으로, 노폐물이 장 속에 머무르는 시간을 짧게 하고 장운동을 유연하게 한다. 하지만 물을 흡수하는 성질이 있으므로 다시마를 먹고 난 뒤에는 물을 많이 마셔야 한다.

양배추: 변비를 없애는 데 탁월한 효과가 있다. 원기를 돋우고 피로와 불면증을 다스리며 장기간 복용하면 알칼리성 체질로 변한다. 표면의 녹색 잎 부분이 영양이 가장 많은 부분이므로 버리지 말고 꼭 먹도록 한다.

팥 : 장기능을 원활하게 하고 이뇨작용이 뛰어나 체내에 있는 불필요한 수분을 배출해준다. 포만감을 주기 때문에 과식을 예방할 수 있고, 변비와 비만 치료에 효과적이다. 겉껍질에 특히 영양이 많다.

사과 : 사과에 들어 있는 팩틴 성분은 유독성 물질의 흡수를 막고 장벽을 보호해 주며 장운동을 돕는다. 껍질째 갈아서 즙으로 복용하면 좋다.

변비에 좋은 요가 동작

1. 가위 젓기

다리를 가지런히 모으고 반듯하게 누워서 양손을 목 뒤로 깍지를 낀다. 왼쪽 다리 무릎과 오른쪽 팔꿈치가 닿게 한다. 반대쪽도 같은 방법으로 해준다. 1세트당 10회씩 양쪽으로 해주고, 숨은 다리를 올릴 때 입으로 내뱉고 다리를 내릴 때 들이마신다.

2. 낙타 자세

발을 어깨너비로 벌리고 무릎을 꿇고 앉는다. 앉은 채로 상체를 일으켜 뒤로 천천히 젖힌다. 발등은 바닥에 고정하고 뒤로 젖히는 손으로 발목을 잡고 머리를 완전히 뒤로 젖혀 무게중심을 옮겨준다. 상체를 뒤로 젖힐 때 숨을 내쉬고 원위치로 돌아올 때 들이쉰다. 1세트당 10회씩 한다.

3. 다리 모아 비틀기

바닥에 앉아 다리를 가지런히 뻗는다. 양손은 뒤로 돌려 바닥을 짚고, 상체는 뒤로 살짝 젖힌다. 배에 힘을 주고 두 다리를 동시에 들어올려 왼쪽으로 비틀어준다. 처음에는 낮게 들어 올리다가 점차 익숙해지면 높이 들어 올려 더 많이 비틀어준다. 반대쪽도 같은 방법으로 실시한다. 1세 트당 10회씩 한다.

4. 서서 허리 비틀기

다리를 어깨너비로 벌리고 선다. 양손은 깍지를 끼고 머리 위로 쭉 뻗어 손바닥이 하늘을 향하게 한 뒤 골반을 좌우로 흔들 듯 밀어준다. 복부가 당기는 느낌이 들 정도로 힘주어 밀어내야 한다. 좌우 1세트당 10회씩 한다.

임신 시기에 따라 임신부의 건강 상태에 변화가 생기고, 이에 따라 주의 해야 할 점도 달라집니다. 임신 초기에 입덧이 너무 심해서 의사의 도움 이 필요하다고 생각되면 언제든지 병원을 방문하여 입원 치료 또는 수액, 항구토제 등을 투여받도록 하세요. 또 적절한 수분 섭취는 변비 예방을 위해 꼭 필요하지만 커피나 알코올이 함유된 음료, 감미료가 첨가된 음료 는 삼가야 합니다.

변비는 출산 후에도 골반 내 장기의 염증 빈도를 높이고 결국 질염과 생 리통, 월경과다, 성교통을 일으킬 가능성이 있으므로 증상이 심해지기 전 에 치료하는 것이 좋습니다. 변비로 고생하는 임신 후반기에는 식습관 개 선도 중요하지만 장운동을 촉진하기 위해 가벼운 운동을 해주는 것도 좋 은 방법입니다.

만약 증상이 심하다면 전문의의 처방을 받아 대변연화제를 복용하세요. 태아에게 아무런 영향도 끼치지 않고 안전한 약이 있으므로, 참지 말고 의사의 도움을 받으세요.

건강한 출산을 위해 운동은 필수!

얼마 전 출산한 김나경(32세) 씨는 예정일을 며칠 앞두고 갑자기 산통을 느껴 출산한 경우다.

회진 중에 보니 마침 임신부의 출산을 축하하는 지인들이 방문해 있었다.

"선생님께 여쭤봐."

"아이 참, 조용히 좀 해."

김나경 씨 친구들이 뭔가 묻고 싶은 분위기인데 말을 참는 눈치였다.

"뭐 궁금한 게 있으신가요? 말씀해 보세요."

"선생님, 김나경 씨가 출산하기 전에 한번 보려고 만났는데요. 배가 너무 부른 거예요. 그래서 순산하려면 운동해야 한다고 했더니 그날 저녁에 애가 12층 아파트를 계단으로 올라간 거 있죠!"

"그래서 애가 빨리 나온 거 아닌가요?"

"아, 그러셨군요. 계단을 오르는 건 자궁에 적지 않은 부담을 줄 수 있습니다. 출산을 앞둔 시기에 몸에 무리를 주는 운동을 하면 조기 출산의 가능성을 높일 수 있습니다. 아무리 출산일을 앞당기려고 했다 하더라도 좀 무리하신 것 같네요. 하지만 순산하셨으니 안심입니다."

간혹 애지중지 뱃속의 아기를 돌보느라 말 그대로 손에 물 한 방울 안 묻히고 10개월을 보내는 경우도 있다. 하지만 제왕절개를 할 것이 아니라면 원만한 자연분만을 위해 적당한 운동은 필수이다.

임신 중 적당한 운동은 심폐기능을 향상시키고 과다한 체중 증가를 예방해 이로 인한 합병증을 예방할 수 있다. 분만할 때의 고통을 최소화할 수 있고 임신부들의 절반 이상이 경험하는 요통도 방지할 수 있다. 또 지속적으로 운동을 하면 임신성 당뇨를 예방할 수 있고, 정신적으로도 만족감과 안정감을 얻을 수 있다.

최적의 운동 시간은 오전 10시~오후 2시

임신부의 운동은 일반인들의 운동과는 조금 다르다. 임신을 하면 신체적·생리적으로 평상시와는 다른 변화가 생기기 때문이다. 임신을 하면 먼저 우리 몸의 결합조직이 부드러워지기 때문에 부상을 입기 쉽고, 혈액량의 증가 때문에 빈혈이 올 수 있다. 또 탈수나 열 손실로 태아의 건강에 손상을 입힐 수도 있다. 뿐만 아니라 운동 시 혈당 수치가 떨어질 수도 있고, 태아와 자궁 크기가 커짐에 따라 몸의 균형을 잃기 쉬워 임신 개월수가 증가함에 따라 운동능력도 감소한다. 그러므로 변화된 신체 상태를 잘 살펴서 운동법을 신중하게 선택해야 한다.

운동을 하기에 가장 좋은 시간대는 오전 10시에서 오후 2시 사이인데, 이 시간이 하루 중 자궁수축이 가장 덜 일어나는 시간대이기 때문이다. 반면 오후에서 밤 시간대는 자궁수축이 일어나기 쉬우므로 피하는 것이 좋다. 운동을 한꺼번에 몰아서 하는 것도 좋지 않다. 또 무덥고 습한 날씨나 몸에 열이 있을 때에는 운동을 하면 오히려 몸에 해롭다.

운동 지침을 잘 숙지하고 규칙적으로 꾸준히 운동하는 것이 가장 중요하다. 운동은 일주일에 3회에서 4회 정도 실시하는 것이 가장 적당하며, 산책 등은 매일 해도 좋지만 몸에 조금이라도 무리가 느껴진다면 휴식을 취해야 한다.

운동의 질과 양이 최적이라면 당연히 임신부에게 유익하고 분만도 촉진할 수 있지만, 과도한 운동은 태아를 위험에 빠뜨릴 수도 있고 태아의 발달에 변화를 일으킬 수도 있으므로 이 점에 유의해야 한다.

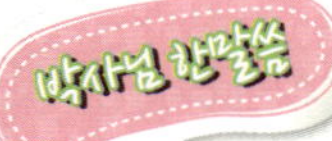

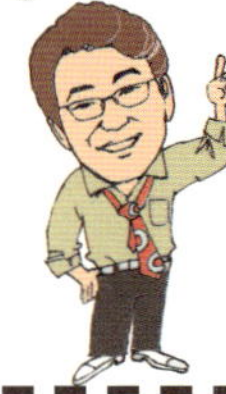

좋은 음식은 산모와 태아에게 좋은 에너지원이 될 수 있으며 적당한 운동은 산모와 태아의 신진대사를 원활하게 하여 건강하게 해줍니다.
임신 초기에는 과격한 운동을 피하고 임신 중기 이후에는 벨리댄스, 요가, 케켈 운동 등을 통해 출산에 도움이 되는 골반 운동을 하는 것이 좋다.

임신부 운동수칙

1. 안전한 운동이 무엇보다 좋다.
2. 유산소 전신 운동을 실시한다.
3. 특별한 시설과 도구 없이 적은 비용과 시간으로 최대의 효과를 얻을 수 있는 운동법을 선택한다.
4. 혼자서도 가능하고, 누군가와 함께해도 즐거운 운동을 선택한다.
5. 순산을 위해서라는 목적 의식을 명확히 가질 수 있는 운동을 고른다.

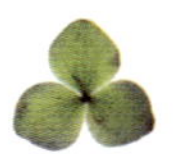

참을 수 없는 명절의 괴로움

산부인과에는 계절성 환자들이 있다. 대표적으로 추석과 설날 같은 명절이 특히 그렇다. 우리나라의 풍속에 따르자면 '며느리' 가 빠진 명절은 상상하기 어렵다. 때문에 추석이면 장거리 이동을 해야 하는 며느리들의 고민 상담이 줄을 잇는다.

"선생님, 어떻게 좀 절대안정 처방을 내려주시면 안 될까요?"

이 정도라면 의사 처방전을 핑계로 장거리 여행을 피하려는 며느리의 귀여운 애교라 할 수 있다.

"저희 시댁은 경북 상주예요. 가는 데 5시간도 더 걸린다고요."

5시간이면 일반인도 힘든 거리인데, 임신부는 오죽하겠는가. 특히 임신 때문에 요의를 자주 느끼는데, 고속도로 휴게소는 멀기만 하니 참으로 죽을 맛이리라. 의사 입장에서는 정말 말리고 싶은 길이다.

이제 임신 7개월에 들어선 주부 유영은(32세) 씨도 추석 명절을 앞두고 시댁에 갈 일이 벌써부터 고민이라며 찾아왔다.

시댁이 평상시에도 차로 5시간 이상 걸리는 먼 시골인데, 명절날 교통체증이 겹치면서 10시간 가까이 도로 위에서 보냈던 아픈 기억 때문이다.

임신 후반기에 접어들면서 배도 꽤 많이 나오고, 화장실 가는 횟수도 늘어

장거리 여행은 피하고 싶었지만 일 년에 두 번 명절 때만 시댁을 찾는 며느리가 그마저도 빠졌다며 주위 친척들에게 한소리 들을까봐 차마 못 가겠다는 말을 꺼내지 못하고 있단다. 불안한 임신부에게는 실제로 '절대 안정'이라는 처방을 내리고 경우에 따라서는 입원 치료를 권하기도 한다.

안전벨트는 꼭 매고, 휴게소에서는 스트레칭

명절 연휴 기간이 긴 편이면 차량이 몰리지 않아 최악의 교통 체증은 피할 수 있지만 명절이라는 특수성 때문에 도로 정체 현상을 완전히 피하기는 어려울 것이다.

임신을 한 상태에서 장거리 귀성길을 떠날 때는 수시로 휴식을 취해야 한다. 한 자세를 오랫동안 하고 있으면 혈액순환이 잘 안 되므로 휴게소에 들를 때마다 상·하체를 쭉 펴는 스트레칭을 하거나 10분 정도 가볍게 걸으면서 몸을 움직여주도록 한다. 또한 운전 중에는 임신부라 하더라도 안전을 위해 반드시 안전벨트를 하도록 한다. 안전벨트는 배가 직접 조이지 않도록 약간 여유를 둔 상태에서 복부 아래와 가슴 중앙을 가로지르도록 끈을 조절한다. 만약 교통사고를 당했다면 가벼운 사고라도 복부 충격이 있을 수 있으므로 가까운 산부인과를 방문해 검사를 받는 것이 좋다.

과식과 기름진 음식 피하고 충분히 휴식

명절 기간에는 전이나 튀김, 잡채, 고기류 등 기름진 음식이 많아 일반인들도 소화불량에 걸리거나 배탈이 나기 쉽다. 더욱이 임신을 하면 호르몬의 영향으로 위장 운동 기능이 떨어지면서 소화 시간이 지연되고, 자궁의 압박으로 더욱더 소화에 어려움이 있기 때문에 과식과 기름진 음식 섭취는 주의해야 한다. 또한 임신한 상태에서 배탈이 나거나 설사가 심할 경우 조기 진통이 생길 수 있으므로 가까운 병원을 찾아 진료를 받아야 한다.

신경이 예민해진 임신부들은 기름진 명절 음식, 교통 정체, 음식 장만 등 사소한 환경 변화에도 쉽게 스트레스를 받을 수 있다. 임신 중 스트레스를 받으면 아드레날린이라는 호르몬이 분비되어 자궁혈관이 수축되면서 태아에게 공급되는 산소와 혈액이 줄어들어 좋지 않은 영향을 미친다. 또한 임신부는 일반인들보다 몸의 피로를 쉽게 느끼고 어지럼증이 나타나기도 하므로 빈혈 증상이 나타날 때는 혈액순환이 잘 되도록 왼쪽 옆으로 누워 잠시 휴식을 취하는 것이 좋다. 아랫배가 10분 이내 간격으로 주기적으로 딱딱하게 뭉치면서 통증이 생길 경우에도 역시 충분한 휴식을 통해 안정을 찾아야 한다.

임신부의 경우 초기 3개월과 출산을 앞둔 마지막 달에는 가급적 여행을 피하는 것이 좋습니다. 특히 유산 경험이 있거나 자궁기형, 자궁경부근무력증, 양수과다증이 있다면 장거리 여행은 위험할 수 있습니다. 여행 중 갑자기 피가 비치거나 태동이 급격하게 줄어들었다면 즉시 병원에 들러 아기의 상태를 확인하는 것이 좋습니다.

그 곱던 얼굴에 여드름이 한가득

"**임**신중독증 증상 중에 여드름도 있나요?"

임신 6개월에 접어든 주부 심해인(36세) 씨의 질문이다. 얼굴을 보니 예전에 없던 여드름이 가득하다.

"언제부터 이래요? 전에는 안 그러셨죠? 피부가 매우 좋으셨던 걸로 기억하는데……."

"그쵸? 선생님, 저 백옥 같은 도자기 피부였잖아요. 친구들이 모두 부러워했는데 왜 갑자기 이렇게 된 건지 모르겠어요. 혹시 이것도 임신중독증 아닌가요?"

"가려움증은 없으신가요?"

"아주 가려워요. 피가 나도록 긁어요, 매일!"

심해인 씨는 임신을 하고 나서 입과 코 주위에 아주 작은 여드름이 하나둘씩 올라오더니 이제는 얼굴 전체가 울긋불긋 여드름으로 가득해서 밖에 나갈 수도 없을 정도가 되었다. 사춘기 때도 나지 않던 여드름이 갑자기 생겨 고민일 뿐만 아니라 어느 순간부터는 온몸이 가렵기까지 해서 하루하루가 괴롭다고 했다. 어떻게 해서든 가려움을 참아 보지만 잠이 들면 자신도 모르게 긁어대서 온몸이 빨갛게 부어오르고, 점차 증상이 심해져서 행여 뱃속의 아기나 자신에게 이상이 생겨서 그런 것은 아닐까 하는 걱정에 산부인과를 찾은 것이었다.

"임신 중 흔히 일어나는 피부 트러블입니다. 시간이 지나면 차츰 나아질 거예요."

임신 후 호르몬 분비에 따른 여드름

임신을 하면 호르몬 분비가 불규칙해지면서 전에 없던 증상이 생겨나는데, 그중 피부에 나타나는 대표적인 증상이 바로 여드름이다. 심해인 씨처럼 없었던 여드름이 생기는 이유는 피지 분비가 왕성해졌기 때문이다. 피부가 지성 피부로 바뀌면서 공기 중의 먼지가 피부 표면에 잘 들러붙게 되고, 피부 호흡 작용을 방해하여 노폐물이 배출되지 않기 때문에 여드름이나 뾰루지 등 트러블이 잘 생기는 것이다.

임신 중 생긴 여드름은 출산 이후에 대부분 없어지지만 아기를 가지기 전의 건강한 피부를 되찾으려면 많은 노력이 필요하다. 만약 여드름에 자꾸 손을 대 2차 염증으로 발전하면 상처가 심해지고, 여드름 흉터로 남을 수 있으므로 주의가 필요하다.

임신 후 겪는 전신 가려움증

임신 중 여드름과 함께 흔히 호소하는 피부 증세가 가려움증이다. 가려움증을 동반하는 질환은 크게 두 가지인데, '임신성 소양증'과 '임신성 소양성 팽진구진반'이다.

임신성 소양증은 임신으로 인해 간에 쓸개즙이 차면서 가려움증이 나타

나는 것으로, 대부분 임신 후반기에 시작하며 전신이 가려운 것이 특징
이다. 심한 경우에는 피부가 벗겨지기도 한다.

임신성 소양성 팽진구진반은 가려움증을 유발하는 흔한 임신성 피부병
의 하나로, 역시 임신 후반기에 심한 가려움과 피부 발진을 일으킨다. 대
표적인 증상은 빨간 반점이 퍼지는 것이며, 심하게 두드러기가 날 수도
있다. 임신 중 태아의 세포가 엄마의 피부로 침투하여 발진이 생긴다는
연구결과도 있다.

피부 트러블 예방을 위한 수분 섭취

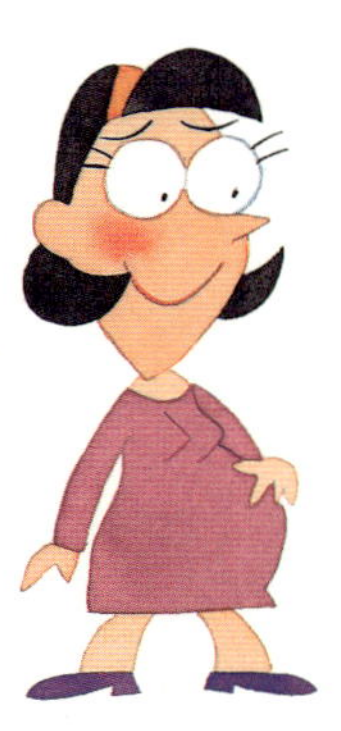

임신 기간 중 여드름이나 가려움증 등 피부 고민 없이
건강한 피부 상태를 유지하려면 평소 생활습관에 신
경 써야 한다. 여드름과 뾰루지 등 각종 피부 트러블
을 예방려면 물을 많이 마시는 것이 좋다. 물을 마시면
체내 물질대사가 활발해지고, 체내 노폐물을 피부 밖
으로 배출함으로써 피부 트러블을 완화시켜주는 효
과가 있다.

피부 가려움증은 대개 태아의 장기가 완성된 이후인 임신 말기에 나타
나기 때문에, 임신 중 금기약물 이외에는 사용이 가능하므로 증상이 심
할 때는 가까운 산부인과를 찾아 전문의의 처방을 받아서 치료를 하도
록 한다. 또한 피부를 청결하게 유지하고, 적당한 보습제를 사용하여 피
부 건조를 예방하는 등의 관리가 필요하다.

피부 관리는 임신 기간뿐만 아니라 출산 뒤에도 꾸준히 해야 합니다. 출산을 하고 나면 마치 중병을 앓고 난 것처럼 온몸이 제 기능을 찾지 못하는 상태가 되는데, 피부도 이와 마찬가지이므로 순한 비누를 이용해 미지근한 물로 세안하는 정도만 해줍니다. 여드름이 심해 여드름 자국이나 흉터가 남아 고민이라면 출산 이후에 전문적인 피부 치료와 관리를 받는 것이 좋습니다.

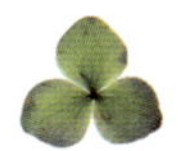

담배, 두말없이 끊는다

"**딱** 한 대만 피우면 안 될까요?"

임신 중인 임신부를 진료하면서 의외로 많이 듣는 고민거리가 바로 임신 중 흡연이다.

"임신 중이라는 건 알지만 담배 끊기가 너무 힘들어요."

"뱃속의 아기를 생각해서 정말 이러면 안 된다고 생각하지만 매번 딱 한 개비만 피우고 끊어야지 하면서 계속 피우게 돼요."

"웬지 담배를 피우지 않으면 속이 울렁거리는 것 같고, 머리도 지끈지끈 아픈 것 같고 정말 어떻게 해야 할지 모르겠어요."

임신 중 흡연은 태아에게 산소 부족을 일으켜 저체중아로 태어날 위험률을 2.5배나 높일 뿐만 아니라 전치태반(태반이 자궁 입구를 막고 있는 상태), 태반 조기박리(출산 전에 태반이 먼저 떨어지는 것), 유산, 조산 등의 확률 또한 높인다.

상식적으로 임신 중 흡연이 태아에게 얼마나 나쁜 영향을 끼칠지는 임신부 본인도 충분히 자각하고 있다. 그래서 자신은 더욱 심한 걱정과 고민에 빠진다. 그렇다고 딱 한 개비만 피우라고 할 수도 없고, 금연을 권하면 스트레스가 쌓이니 난감한 노릇이다. 담배의 유혹을 참을 수 있을 만한 다른 즐길거리를 찾아야 한다.

전 세계적으로 금연 열풍이 불고 있는 지금, 우리나라는 여성의 흡연율이 남성에 비해 상대적으로 높아지고 있는 추세이다. 여성 흡연인구가 늘어나다 보니 임신 전 혹은 임신 중인 여성들에게서 '임신 중 흡연' 에 대한 고민을 듣는 경우 역시 늘어나고 있다. 아기를 출산한 흡연 여성이 출산 후 의사에게 묻는 첫 번째 질문이 바로 이것이다.

"손가락 5개, 발가락 5개인가요?"

태어난 아기의 건강과 무사를 걱정하는 엄마의 마음을 함축적으로 담은 질문이다. 임신 중 흡연이 기형아 출산에 영향을 미칠 수도 있다는 정보를 접한 엄마의 공포를 대변하는 말이기도 하다.

여성은 자신 한 사람의 건강만 책임지는 것이 아니다. 결혼을 하고 아기를 갖게 될, 새로운 생명을 잉태할 소중한 존재이다. 자신의 건강뿐만 아니라 앞으로 태어날 소중한 아기를 생각해서라도 흡연의 유혹에 넘어가지 않도록 다시 한 번 모진 각오와 결심을 다져야 할 것이다.

임신 중에 흡연을 하면 폐를 통해 혈관으로 녹아 들어간 니코틴이 아토피성 습진 발병률을 높이며 태아의 몸무게를 감소시키고 상부호흡기 및 폐질환을 일으킬 확률이 높습니다.

더욱 위험한 것은 아이의 면역체계에 심각한 이상을 줄 수 있다는 점이지요. 유산 확률도 높고, 장기적으로 특정 유전자가 민감하게 반응하여 건강상에 문제를 갖게 되며 불임, 비만, 암, 자폐증 등 의학적 문제를 유발합니다.

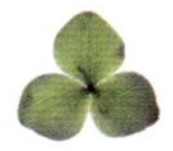

이유 없는 불임에 대한 해답은 기다림

결혼한 지 5년 된 직장인 이지선 씨가 어두운 낯빛으로 찾아왔다. "아기가 생기질 않아요."

"피임을 하셨나요?"

"결혼 후 2년 동안은 임신 계획도 없었고 맞벌이도 해야 해서 피임을 했는데, 나이도 차고 시댁에서도 기다리시는 것 같아 3년 전부터 직장을 그만두고 노력 중이에요."

"남편도 검사를 받으셨나요?"

"네. 아무런 문제가 없다는데……. 저한테 문제가 있는 걸까요?"

불임 클리닉을 이곳저곳 다녀본 이지선 씨 부부에게는 신체적으로는 문제가 없었다. 다만 이지선 씨의 심리적인 스트레스가 상당해 보였다.

"시댁은 어딘가요?"

"한 동네에서 가까이 살고 계세요. 그런데 그건 왜요?"

"혹시 장손이신가요?"

"네, 남편이 큰집 장손인데, 혹시나 제가 대를 잇지 못할까 봐 너무 겁이 나고 무서워요."

결국 이지선 씨의 얼굴에서 눈물이 주르륵 흘러내렸다. 곱상하고 단정해 보이는 외모에 수심이 가득한 모습이 불임 때문에 겪은 마음고생을 잘 보여주고 있었다. 손자를 기다리는 시부모님의 성화가 여간 아니었는지 우울증 초기 증상도 보였다.

다시 한 번 검사를 해봐도 두 사람 모두 아무런 이상이 없다는 진단이 나왔다. 이럴 때는 다른 방법이 없다.

"운동이나 취미 생활을 하면서 마음의 여유를 가지고 기다려보세요."

"다들 그렇게 말씀하시지만……."

그동안 힘들었던 사정을 모두 들어주고, 따뜻한 위로를 몇 마디 해주는 것밖에 해줄 수 있는 일이 없었지만 이지선 씨 얼굴이 조금 밝아졌다. 그리고 몇 개월 후 다시 병원을 찾은 이지선 씨에게 임신 4주라는 기쁜 소식을 전해주었다.

한 가구당 자녀 수가 1명도 되지 않을 정도로 저출산 문제가 심각한 사회 문제가 되고 있지만 의외로 아이가 생기지 않아 고민인 부부를 상당수 만난다. 일반적으로 피임을 하지 않는 부부가 정상적인 부부생활을 하면서 1년 이내에 임신이 되지 않으면 불임이라고 할 수 있다. 불임의 원인은 다양하지만 크게 보면 남성의 성기능 문제 35퍼센트, 배란 장애 25퍼센트, 난관 및 골반 요인 25퍼센트, 원인 불명 10퍼센트 정도의 비율로 나타난다.

정상적인 부부 사이에서 1년이 지나도록 아기가 생기지 않는다면 불임 검사를 받아보는 것이 좋은데, 의외로 아무 이상이 없는 것으로 나오는 경우가 많다. 이런 경우에는 스스로 자책감에 휩싸이거나 스트레스를 받는 경우가 많은데, 이는 임신을 방해하는 더 큰 요소가 될 수 있다. 아무 이유 없이 아기가 생기지 않을 때는 운동과 올바른 식생활, 규칙적인 생활관리를 통해 건강을 챙기면서 느긋하고 여유로운 마음으로 밝게 생활하는 것이 가장 좋은 치료약이다.

불가에서는 부모 자식의 인연을 8천 번의 생을 반복해야 닿을 수 있는 것이라고 한다. 그만큼 귀하고 소중한 인연을 맺는 일이니 조금 더 참고 기다리는 마음가짐이 필요한 듯하다.

불임은 힘든 상황이며, 특히 정확한 이유를 찾을 수 없는 경우에는 더욱 큰 스트레스와 고통으로 작용합니다. 새로운 검사를 시작할 때는 희망에 부풀어 있다가도 반복되는 검사와 실패는 감정의 기복을 가져올 뿐 아니라 절망으로 다가옵니다.

이러한 스트레스를 극복하기 위해서는 가족, 친지, 동료들의 따뜻한 시선이 필요하고 비슷한 상황의 불임부부나 상담전문가 등과 소통의 기회를 가져야 합니다. 또한 운동, 식사, 취미생활을 통해 생활리듬을 잃지 말고 정서적으로 극복하여 부부관계를 더욱 굳건히 하고 다른 인생의 어려운 문제에도 대처할 수 있어야 합니다. 힘내세요!

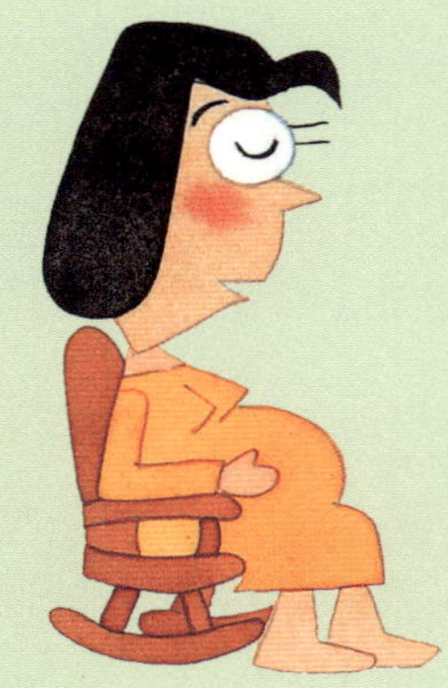

고양이를 기르는 임신부가
꼭 알아둬야 할 것

임신과 애완동물의 관계는 철저한 지식을 갖추고 대비해야 할 간단치 않은 문제이지만 우리나라 사람들은 이에 대해 별로 많은 지식을 갖추고 있지 않다. 만약 애완동물을 키운다면 스트레스를 받지 않는 선에서 몇 가지 주의사항을 잘 인지하며 키워야 한다.

우리나라 애완동물의 약 90퍼센트를 차지하는 개는 전염병을 옮길 가능성이 없고, 함께 운동하거나 산책을 함으로써 임신 중 건강을 유지할 수 있다는 장점이 있다. 물고기, 새, 도마뱀 역시 임신에 해가 되지 않으므로 임신부가 키워도 괜찮다. 단, 햄스터는 임신부가 직접 접촉하면 위험할 수 있다는 연구 결과가 있으므로 주의해야 한다.

가장 큰 문제는 고양이다. 고양이를 키울 때 가장 주의해야 하는 것이 바로 '톡소플라스마' 라는 원충 감염이다.

톡소플라스마의 숙주 역할을 하는 고양이는 여러 가지 질환을 일으킬 우려가 있다. 또한 톡소플라스마에 감염된 고양이의 배설물을 다른 애완동물이 접촉하면 그 동물 역시 중간 숙주가 되어 또 다른 동물에게 옮길 수 있다. 사람의 경우에는 톡소플라스마에 감염된 음식을 먹는 것이 주된 감염 경로이다.

임신부가 톡소플라스마에 감염되면 태반을 통해 태아에게도 감염되어 유산될 가능성이 크고, 유산되지 않고 출산하는 경우 약 25퍼센트의 아기에게서 저체중, 황달, 빈혈, 뇌석회화, 망막염, 뇌수종, 전신경련, 정신지체 등 무서운 합병증이 나타난다.

엄마의 감염이 태아까지 감염시킬 가능성은 임신 초기에 15퍼센트이고 중기에는 25퍼센트, 후기에는 60퍼센트이다.

고양이를 키우던 가정에서 임신을 준비하는 경우에는 톡소플라스마 감염에 대한 임신 전 진단이 필수이다. 또 고양이의 평균 수명 20년 가운데 톡소플라즈마에 감염되어 대변으로 충란을 배출하는 시기는 겨우 2~3주에 지나지 않으므로 오래 키운 고양이는 이미 항체를 갖고 있을 가능성이 있다. 그러나 고양이의 항체검사 결과가 음성이라면 문제가 될 수 있으므로 일단 동물병원에 문의해 톡소플라즈마 항체가 있는지 알아보는 것이 중요하다.

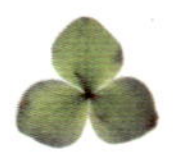

예정일이 지나도 안 나오는 과숙아

"**아**직 멀었습니다."

"아이고, 저 이제 죽을 것 같아요. 애가 나오려고 해요!"

"아직 멀었다니까요!"

진통이 시작되어 산부인과를 찾은 임신부들은 금방이라도 애가 나올 줄 알고 놀라서 호들갑인데 간호사들은 천하태평이다.

초산인 임신부는 생애 처음 겪는 일에 당황하고, 늘 봐 오던 노련한 간호사들은 한눈에 척 보면 언제쯤 진통이 시작될지 알기 때문에 분만 대기실에서는 늘 이런 실랑이가 벌어진다.

결혼 3년 만에 어렵게 첫째를 임신해 아기가 태어날 날만 손꼽아 기다리던 한영미(29세) 씨는 예정일이 되자 진통이 없는데도 입원 준비를 마치고 병원을 찾았다. 겨우 설득해 돌려보냈는데, 분만 예정일이 일주일이 지났건만 진통이 없어 불안한 마음으로 하루하루를 보내다가 겨우 출산했다.

과숙아는 체중에 관계없이 출산 예정일보다 2주 이상 늦게 태어난 분만아를 말하는데, 전체 출산의 약 12퍼센트를 차지한다.

분만 예정일이 지났다면 먼저 예정일이 올바르게 산출되었는지 다시 확인해야 한다. 물론 대부분의 임신부가 임신 초기부터 산전진단을 받으므로 가능성이 높지는 않지만, 임신 주수가 정확하고 분만 예정일이 지나도 태아에게 큰 문제가 없으면 일단 1주일 정도 더 기다린 다음 적절한 조치를 받는 것이 보통이다. 대개 임신부의 자궁경부 상태에 따라 다른 조치를 취하는데, 자궁경부가 부드럽고 벌어질 준비가 되었다면 유도분만을 하는 경우가 많고, 자궁경부가 아직 딱딱하고 태아의 상태에 이상이 없으면 검사를 반복하면서 진통이 시작되기를 더 기다려 보기도 한다. 하지만 어느 경우든 임신 42주를 넘기면 태아에게 위험이 발생할 수 있으므로 더 기다리지 않고 조치를 취한다.

42주를 넘기면 태아가 위험하다

예정일이 지나면 태아가 임신부의 뱃속에서 너무 많이 자라 자연분만이 어려워질 수 있으며 태반의 노화 때문에 영양과 산소를 공급하기 어렵고 양수 생산이 위험할 정도로 줄어들 수도 있다. 또 양수 내로 배출된 태변을 삼키는 상황이 발생하면 태아가 위험해질 수 있다. 이러한 위험도는 임신 주수가 증가함에 따라 함께 커지므로 그 전에 정기적인 검진을 통해 양수가 위험할 만큼 줄어들었거나, 아기의 상태가 좋지 않으면 바로 유도분만이나 제왕절개를 해야 한다.

과숙아의 특징

과숙아는 정상적으로 태어난 아기와 임상적으로 구분하기 어렵지만, 일부 아기는 출생 후 1~3주 정도 지난 아기에게 나타나는 외양과 행동을 보이는 경우도 있다. 예를 들어 솜털이 없거나 손톱·발톱이 긴 모습을 나타내기도 하고, 머리카락이 많고 얼굴도 또렷해 보인다. 또 태지가 감소되어 있거나 없는 경우도 있고, 피부가 창백하고 조금 벗겨지기도 한다.

이처럼 출산 예정일이 지났는데 진통이 없고 과숙아가 되는 경우 이외에 임신 중 조금이라도 이상 증세를 보인다면 즉시 병원을 찾아 신속한 치료를 받아야 아이를 건강하게 출산할 수 있다는 것을 늘 염두에 두어야 한다.

산부인과 의사로서 가장 골치 아픈 문제 중 하나가 임신 42주가 넘었는데도 산모가 자연진통이 생길 때까지 기다리겠다고 고집을 부리는 경우입니다. 돌연사뿐 아니라 태변흡인증후군, 신생아 가사, 저산소증, 자궁의 태반부전 등의 심각한 문제를 일으키는 것을 알기에 산모보다 더 조급해지게 마련입니다. 그러니 40주를 넘긴 산모들이여! 부디 산과 전문의의 말을 들으십시오.

자연유산 예방은 생활관리로!

산부인과 진료를 하다 보면 정말 드라마 같은 경우를 자주 접하게 된다. 얼마 전 습관성 유산 때문에 찾아온 서미경(35세) 씨의 경우도 그렇다. 이제 30대 중반에 접어든 서미경 씨는 우리 병원에서 진료를 받은 지 벌써 3년째다. 3년 동안 임신 확인을 받은 것만 다섯 번, 그중 네 번은 임신 3개월이 채 되기도 전에 자연유산이 되었고, 이번이 다섯 번째이다. 유산이라는 아픔을 네 번이나 겪었기 때문에 이제 임신부뿐만 아니라 담당의인 나 역시 임신 기간을 무사히 보낼 수 있기를 간절히 바라고 있다.

유산이란 태아가 생존이 가능한 시기 이전에 임신이 종결되는 것으로, 의학적 시술이 시행되지 않은 상태에서 유산되는 자연유산이 3회 이상 나타나는 경우를 '습관성 유산'이라고 한다.

자연유산의 80퍼센트 이상은 임신 12주 이내에 발생하는데, 그중 절반은 염색체 이상이 원인이다. 그외에도 당뇨병, 갑상선 기능 이상, 과량의 카페인, 음주, 흡연, 선천성 자궁기형, 자궁경부무력증 등에 의해서도 발생한다. 하지만 유산 경험이 있는 상당수의 임신부는 정확한 유산 원인을 찾기 어렵다.

우리나라 임신부 5명 중 1명은 자연유산의 경험을 한다. 따라서 임신을 했다고 해서 반드시 출산까지 안전하게 가는 경우가 높다고는 할 수 없다.

연령별 자연유산율 현황을 살펴보면, 40대 이상 임신부의 유산율이 가장 높고, 그 다음이 19세 이하, 30대, 20대 순이다. 여기서 주목해야 할 점은 20대, 30대 임신부의 자연유산율이 37.2퍼센트로 높다는 것이다. 우리나라 젊은 여성들의 건강 수준이 나빠지면서 자연유산율이 늘고 있으며 자연유산 경험은 추후 임신과 출산에 심각한 악영향을 미칠 수 있으므로 각별한 주의가 필요하다.

유산율의 증가는 개인의 차원뿐만 아니라 저출산으로 인해 골머리를 앓고 있는 국가 차원에서도 심각하게 고민해야 하는 문제이다.

유산을 방지하려면 무엇보다 평상시 건강관리가 중요하다. 건강한 엄마가 건강한 아이를 낳는 것은 어찌 보면 당연한 결과이다. 임신을 하고 나서 사소한 움직임과 먹을거리 하나에도 신경 쓰는 것은 물론이고, 임신을 계획하고 준비하는 단계에서부터 엄마가 될 것이라는 막중한 사명감을 갖고 평상시 건강관리에 신경을 써야 한다.

자연유산의 원인, 건강 이상과 심리적·환경적 요인 등 다양

유산이란 임신 20주 전 혹은 500그램 이하의 태아가 자궁에서 빠져 나오는 것을 말하며, 80퍼센트 정도가 임신 3~4개월에 집중 발생한다.

유산은 크게 자연유산과 인공유산 두 종류로 구분할 수 있는데, 자연유산은 의학적 시술을 시행하지 않은 상태에서 임신 20주 이전에 태아가 밖으로 밀려 나오는 것을 말하며, 인공유산이란 태아가 생존 능력을 갖추기 이전의 임신 시기에 약물 또는 수술로 임신을 종결시키는 것을 말한다. 자연유산의 50~60퍼센트를 차지하는 가장 흔한 원인은 염색체 이상이다. 또 갑상선과 같은 호르몬 이상, 당뇨병에 의한 내분비 이상, 각종 자궁내 질환도 자연유산의 위험 요인으로 꼽힌다. 그외에도 스트레스나 또는 강한 충격이나 자극, 술·담배 등의 환경 요인 그리고 면역학적 이상 등으로 발생한다. 특히 자연유산이 세 번 이상 일어나는 습관성 유산의 경우에는 약 15퍼센트가 면역학적 이상으로 발생한다고 알려져 있다.

원인이 확실한 자연유산 예방법

자연유산의 절반 이상을 차지하는 염색체 이상을 예방하려면 임신 계획 3개월 전부터 자연임신을 위한 몸관리를 해야 한다. 남편은 수정되는 정자가 100일 전에 만들어진다는 점을 고려해 금연과 절주를 시작하고 카페인 섭취를 줄인다. 부부 모두 엽산 등 필수 영양소를 섭취하기 시작해야 하며, 적절한 식습관으로 영양을 고르게 섭취한다. 아내는 빈혈 등 필수적인 기본 검사로 건강한 자연임신을 위한 준비를 해야 한다.

또 다른 원인인 호르몬이나 내분비 이상 혹은 면역학적 요인을 알기 위해 상담 및 혈액 검사 등을 통해 이상 유무를 알아야 한다. 또한 산전검사나 과거력을 통해 유산의 가능성이 있다면 정기적인 검진과 생활관리를 통해 부주의로 인한 유산을 예방할 수 있다.

만약 자궁 내에 각종 질환이 있다면 임신 전 치료가 우선이다. 자연유산을 일으키는 자궁 질환으로는 선천성 자궁 기형과 자궁경관무력증, 자궁근종 등이 있는데 그중 가장 우려되는 것이 바로 자궁경관무력증이다. 이는 주로 임신 2분기와 3분기 초기(임신 16~20주)에 자신도 모르게 성숙하지 않은 태아가 분출되는 것을 말하는데, 자궁경부가 태아가 들어있는 임신낭의 무게를 견디지 못하고 열리게 되며 바로 유산으로 이어진다. 제대로 된 치료를 하지 않으면 다음 임신 때에도 다시 재발해 습관성 유산을 일으킬 수 있으므로 반드시 예방적 수술이 필요하다.

이외에도 원인이 불분명한 자연유산이 생길 수 있는데, 이때를 대비하여 정기적인 검사를 꾸준히 받아야 하며, 임신 기간 중에는 심리적 안정과 함께 무리하게 움직이지 않도록 평소 행동을 조심해야 한다.

태교, 태아뿐만 아니라 임신부 건강에도 도움

흔히 태교라 하면 미래에 태어날 아이만을 위한 것이라고 생각한다. 하지만 사실은 임신부를 위한 것이기도 하다. 최근 임신부를 대상으로 하는 건강태교로 인기가 높은 벨리댄스의 경우, 임신부의 골반을 강화시켜줄 뿐만 아니라 질 주변 조직의 탄력성을 좋게 해서 분만 시 진통의 경감과 수축력 증대, 회음부 열상 방지, 분만 후 요실금 예방 등 건강한 임신과 출산을 도와주는 효과가 있다. 게다가 임신부들이 함께 운동을 하면서 임신에 대한 정보교류, 정서적 유대감 등이 생기면서 심신의 안정도 꾀할 수 있다.

임신 초기 자연유산의 경우, 이상 증상이 거의 없더라도 뒤늦게 초음파 검사를 통해 유산을 확인하게 되는 수도 있으므로 임신 초기에는 절대 안정과 휴식을 취하는 것이 좋습니다. 임신 초기에는 되도록 장거리 외출이나 심한 피로가 누적되는 일을 자제하고, 만약 평상시와 다른 이상 징후가 나타나면 사소한 것이라도 그냥 넘기지 말고 반드시 병원을 방문하여 정확한 진단을 받아야 합니다.

태내 환경이 IQ를 좌우한다.

〈네이처〉지에 실린 1997년 피츠버그 대학 연구에 의하면 인간의 지능 지수(IQ)를 결정하는 데 있어 유전자의 역할 비율은 48%이고, 태내 환경이 52%를 차지했다. 즉 태내에서의 충분한 영양 공급과 평안한 마음, 유해물질 차단 등 전통적인 태교 요인이 큰 영향을 주는 것이다.

아이를 위해 한 번 더
생각하는 나의 습관

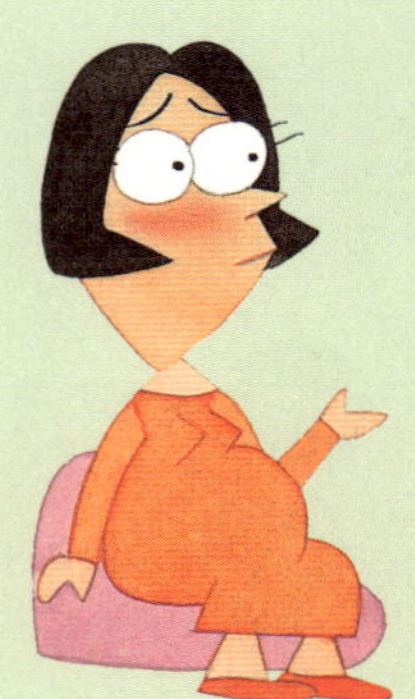

임신하면 사소한 일상생활도 혹시 아이에게 해가 되지 않을까 걱정되고 조심스러워진다. 이때 임신부가 미리 정확한 정보를 알고 있다면 태아가 위험에 노출되는 것을 막을 수 있고, 불필요한 걱정을 덜어 건강한 출산을 준비할 수 있다.

1. 음주

임신 초기에 임신 사실을 모르고 술을 마신 뒤 걱정하는 임신부가 많다. 어쩌다 한 번 마시는 정도는 큰 문제가 없지만 적은 양의 술이라도 지속적으로 마시면 태아에게 심각한 문제를 일으킬 수 있으므로 주의해야 한다. 임신 중 음주는 '태아알코올증후군'을 불러와 저체중, 기형, 정신지체 등의 문제와 함께 학습·행동·사회 장애를 일으킬 수 있다.

2. 흡연

임신 중 흡연은 산소 부족으로 인해 저체중아를 출산할 위험이 2.5배나 증가하는 것은 물론 전치태반, 태반 조기박리, 유산, 조산 등의 확률도 증가하는 것으로 알려져 있다. 금연은 빠를수록 좋지만 임신 초기에라도 담배를 끊으면 태아에게 끼칠 위험을 비흡연자만큼 줄일 수 있으므로 태아를 위해 되도록 빨리 끊어야 한다.

3. 커피

카페인이 태아에게 미치는 영향은 정확히 밝혀지지 않았지만 하루 5잔 이상 마실 경우 유산을 일으킬 수 있다는 연구 결과도 있으므로 지나친 카페인 섭취는 삼가야 한다. 또한 카페인은 우리 몸의 수분을 빼앗아가므로 커피를 마신 뒤 물을 충분히 마시는 것이 중요하다. 카페인은 철분 흡수를 방해하므로 철분 약과 커피를 함께 섭취해서는 안 된다.

4. 독감 예방주사

독감 예방주사는 태아의 기형과 관계가 없으므로 보통 임신 15주가 지나 접종하면 된다. 하지만 당뇨나 심장질환처럼 고위험군의 질병을 지닌 임신부는 임신 주수와 관계없이 질병이 유행하기 전 미리 접종하는 것이 바람직하다.

5. 비행기 이동(안전벨트 사용)

안전벨트는 복부와 허벅지 윗부분을 지나 약간 여유 있게 착용하고, 비행기 좌석은 되도록 앞쪽으로 배정받는다. 가끔 통로를 걷는 등 가벼운 스트레칭을 해주고 물을 자주 마셔서 탈수증을 예방한다.

이밖에도 일반적인 X선 촬영은 태아에게 해를 끼칠 정도의 방사선이 방출되지 않으며, 파마는 두피를 통해 화학약품이 혈액으로 흡수되어 태아에게 전달될 수 있으므로 주의해야 한다.

무심코 행하던 일들이 뱃속의 태아에게는 큰 위협이 될 수도 있으므로 한 번 더 생각한 뒤 행동으로 옮기는 것이 건강한 아기를 출산하는 비결이다.

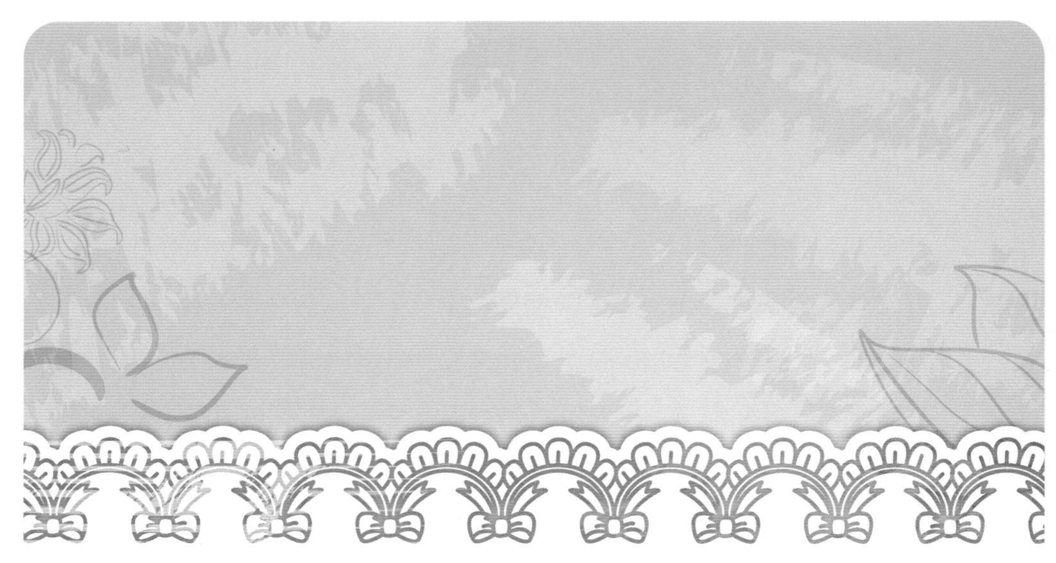

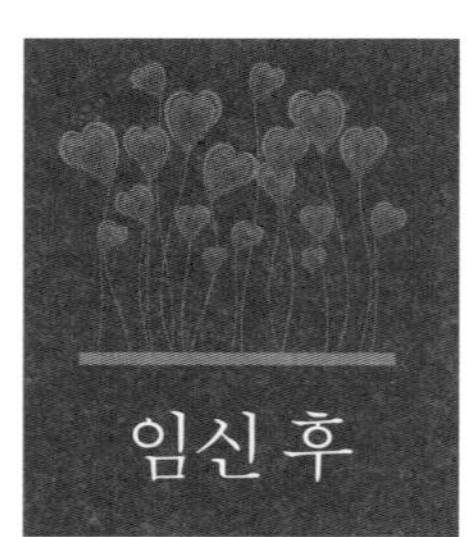

임신 후

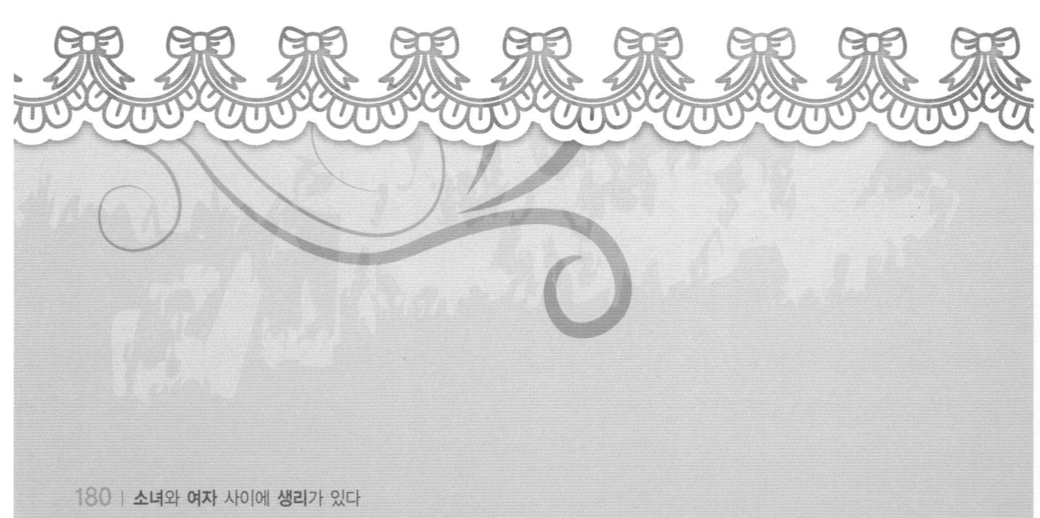

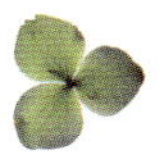

출산 전 S 라인으로 돌아가자!

출산은 성스럽다. 세상에서 가장 힘든 일 가운데 하나를 성공적으로 치른 여성들에게 격려의 박수를 보내며, 이제 출산 이후 열리는 세상을 성공적으로 준비하기 위해 그녀들에게 또다시 힘겨운 싸움을 조심스럽지만 강력하게 권한다. 임신 전 몸매로 돌아가야 하기 때문이다.

10킬로그램 이상 불어난 몸무게를 줄이고, 산후조리를 잘 해야 남은 인생을 몸 건강히 편하게 살 수 있기 때문에 손에 물도 묻히지 않아야 한다. 그런데 곁에서 돌봐주는 사람이 없다면 아이도 혼자 키워야 한다. 그러니 남편은 눈에 들어오지도 않는다.

출산 이후 아기 엄마가 된 여성들은 정말 많은 일을 해야 한다. 이때 빼먹지 않고 반드시 해야 하는 것이 산후 건강관리이다.

얼마 전 첫아이를 출산한 주부 신미진(29세) 씨의 이야기를 들어보자.

"아기를 낳은 지 한 달이 훌쩍 넘어 두 달이 되어가는데 아직도 배가 그대로예요."

그녀의 배는 아기를 낳은 모습치고는 여전히 좀 부른 상태였다. 매일 아기 돌보는 재미에 푹 빠져서 정작 자신의 몸관리는 소홀했던 탓이다.

많은 여성들이 이렇게 출산 이후 늘어진 배와 터진 살을 방치하고는 오히려 훈장처럼 여기며 살고 있다. 사실은 여성 스스로 육아와 살림이라는 핑계 속에서 소홀했던 자기관리의 결과이다.

신미진 씨는 출산 이후 배는 조금 들어갔지만 아직 예전에 입던 옷은 입을 엄두가 나지 않고, 머리도 많이 빠져서 거울을 볼 때마다 속이 상한다고 했다. 비슷한 시기에 출산한 다른 산모에 비해 자신의 몸만 왠지 정상으로 돌아가지 못하고 있는 것처럼 느껴져 적지 않은 스트레스를 받고 있었다.

대부분의 산모가 출산 후 달라진 외모 때문에 약간의 우울증과 스트레스를 받고는 한다. 분만 직후 임신 전의 상태로 회복되는 기간을 '산욕기'라고 하는데, 보통 분만 후 6주 정도를 산욕기라고 한다.

여성은 임신과 출산 과정에서 급격한 신체 변화를 겪는다. 뱃속의 태아가 점점 커지면서 배가 나오고, 그로 인해 체중이 급격하게 증가하고 피부가 팽창하면서 살이 트기도 한다. 이런 신체 변화는 출산 이후에도 어느 정도 지속되는데, 출산 후 탈모 증세를 겪거나 요실금이 생겨 외출을 꺼리는 산모도 있다. 그리고 아기를 낳은 뒤 일정 기간이 지나도 몸무게가 빠지지 않아 스트레스를 받는 산모도 심심찮게 볼 수 있다.

하지만 이런 변화에 너무 민감하게 반응하고 스트레스를 받을 필요는 없다. 대부분 일정 기간이 지나면 다시 임신 전의 몸 상태로 자연스럽게 되돌아가기 때문이다.

출산 직후에도 크기가 줄지 않아 배꼽 아래에서 만져지던 자궁도 출산 후 4주 말쯤 되면 임신 전의 크기로 돌아가고 복부도 들어간다. 또 출산

후 머리카락이 빠지거나 자신도 모르게 소변이 새는 요실금의 증상도 출산 후 3개월 이내에 정상으로 돌아가므로 일단 경과를 지켜보는 것이 좋다.

아기를 낳은 후 꼼짝 않고 쉬는 것이 좋다고 생각하겠지만 가벼운 운동은 산후 후유증을 예방하고 임신 전과 같은 탄력 있는 몸매로 되돌리는 데 큰 도움이 되므로 산후 이틀째부터 가볍게 걷기 등의 운동을 꾸준히 하는 것이 산욕기를 건강히 보내는 지름길이다.

최근 유명 여자 연예인들이 출산 후 한 달 만에 나타나서 예전의 날씬한 몸매를 뽐내기도 합니다. 의학적으로는 건강상의 문제가 생긴다고 하지만 부러울 따름이지요. 출산 후 2주째부터 열심히 운동하고 음식조절을 한다면 산욕기가 끝날 즈음에는 누구나 예전의 몸매에 근접해 있을 겁니다. 노력해보세요.

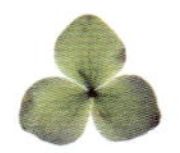

출산보다 더한 고통, 젖몸살

어른들 말에 젖몸살만큼 아픈 것이 없다고 한다. 남성은 도통 알 수 없는 여성만의 고통 가운데 하나가 바로 젖몸살이다. 아기를 낳은 여성들 중 일부는 젖몸살이 유독 심해 밤마다 눈물을 흘릴 만큼 고통스러워한다.

한 달 전 엄마가 된 이지연(32세) 씨는 출산의 기쁨도 잊은 채 병원을 찾았다.

"며칠 전부터 가슴이 붓고, 옷에 살짝 스치기만 해도 아파서 견딜 수가 없어요."

"젖몸살인 것 같네요."

"아기에게 젖을 물리는 것조차 너무 고통스러워요."

아기 밥을 주고 싶지 않은 엄마가 어디 있겠는가. 그러나 젖몸살이 나면 아기에게 젖을 물릴 엄두조차 내지 못할 정도로 통증이 심하다.

"아무리 아파도 아기 밥은 줘야 하는데……. 선생님, 저는 엄마 될 자격이 없나 봐요."

미안함과 고통 때문에 이지연 씨는 병원이 떠나가도록 서럽게 울었다. 친정엄마가 일러준 대로 젖몸살에 좋다는 양배추 요법도 해보고 찜질도 해봤지만 허사였다. 나중에는 몸살처럼 온몸에 식은땀이 흐르고, 오한까지 들 정도로 증상이 심해져서 병원을 찾은 것이다.

이지연 씨의 검사 결과는 젖몸살, 즉 다른 말로 '유방염'이었다.

"항생제 처방해드릴 테니 잘 챙겨 드시고 유방 마사지를 꾸준히 해야 합니다."

젖몸살, 수유기 유방염과 유방울혈이 원인

출산 이후 수유로 인해 심한 유방 통증을 겪게 되면 흔히 '젖몸살이 왔다'고 이야기한다. '젖몸살'이란 수유 중 발생하는 유방의 통증이나 전신 발열을 통칭하는 것으로, '유방울혈'이나 '유방염' 모두를 포함하는 포괄적인 의미이다.

수유기 유방염은 보통 수유를 시작하고 나서 첫 6주 동안과 이유기에 가장 흔하게 발생하는데, 수유 중 아기의 코와 인후에 있는 포도상구균, 연쇄상구균 등이 유두 부위의 상처를 통해 침입하면서 생긴다. 유방울혈은 출산 직후부터 서서히 나타나는데, 일반적으로 젖의 양이 급속도로 증가하거나 수유가 제대로 이루어지지 않을 때 생긴다.

젖몸살이 심하면 수유보다 병원으로

젖몸살이 나타났을 때 아기에게 젖을 자주 먹이면 나아진다는 어른들의 말을 믿고 통증을 참고 견디는 사람들이 종종 있다.

실제로 유방울혈 초기에는 마사지를 제대로 해주고, 아기에게 수유를 충분히 해준다면 증상이 심해지지 않고 가볍게 넘어갈 수 있다. 하지만

수유가 원활하지 않거나 세균 감염에 의한 유방염으로 생긴 젖몸살이라
면 시간이 지날수록 젖도 잘 안 나오고 통증 역시 참기 힘들 정도로 심해
진다.

젖몸살 증상이 견디기 힘들 때는 무조건 참지 말고 병원을 찾아 정확한
진단과 처방을 받는 것이 좋다. 왜냐하면 단순한 젖몸살에 따른 통증이
라면 항생제나 진통제 처방으로도 치료가 가능하지만 염증이 심할 경우
유방에 고름이 생겨서 '유방농양'으로 발전할 수도 있기 때문이다. 심
할 경우에는 국소 마취 후 고름을 빼내는 수술이 필요하다.

아파도 아기를 위해서라는 생각으로 미련하게 참지 말고, 병원을 찾길
바란다. 엄마가 건강해야 아기도 건강하다는 사실을 잊지 말고.

수유기 젖몸살을 피하기 위해서는 분만 이후에 되도록 빨리 모유수유를
시작하고, 수유 전에 유방을 마사지해서 유즙 분비가 원활하게 이루어지
게 하는 것이 좋습니다. 수유 전에는 유두와 유두 주위를 깨끗이 닦고, 수
유 후에는 공기 중에 유두를 몇 분간 말려주는 것이 세균 감염 예방에 도
움이 됩니다.

병원에서 젖몸살 때문에 처방해주는 항생제는 신생아에게 거의 해가 되
지 않으며 오히려 수유 자체를 도와줍니다. 그래도 항생제 복용이 내심
꺼려진다면 수유를 잠시 중단하고 유축기로 계속 유즙을 배출시켜줘야
합니다.

엄마와 아기에게 일석이조, 모유수유

며칠 전 건강한 사내 아이를 출산한 주부 강수영(28세) 씨는 갓난아기 엄마의 전유물인 특대형 기저귀 가방을 들지 않는다.

인형처럼 예쁘게 꾸며 입힌 아기와 출산 이후 정성껏 가꾼 몸매 때문인지 강수영 씨를 보면 아기 엄마라는 느낌은 전혀 들지 않는다. 무엇보다 기저귀 가방이 아닌 세련된 숄더백에 눈길이 간다. 아기 엄마가 외출할 때 필요한 엄청난 준비물들은 다 어디로 간 것인지…….

출산 이후 친구들과 처음 만나는 자리에서 아줌마처럼 펑퍼짐하게 보이고 싶지 않았던 강수영 씨의 노력은 친구들의 놀라운 눈빛에서 충분히 보상받을 수 있었다.

"세상에, 애, 애 엄마 맞니?"

"어쩜 이렇게 몸매가 옛날이랑 똑같니? 가슴이 볼록한 것이 오히려 더 볼륨 있어졌다."

모유수유 덕분에 출산 전보다 가슴이 부풀어 옷태가 더욱 살아나는 장점도 있음을 친구들은 몰랐던 것이다.

친구들의 부러움을 한눈에 받으며 그녀는 아기에게 태연히 젖을 물린다. 요즘 젊은 엄마들을 위해 모유수유와 멋을 동시에 추구하는 기능성

여성복들이 등장해 대중 앞에서도 당당히 내 아기에게 젖을 먹일 수 있게 된 사회 분위기에 감사한다.

강수영 씨의 가방이 작을 수 있었던 것은 애기 엄마가 꼭 가지고 다녀야 하는 젖병과 분유, 물통 등등 분유수유를 위한 물품들이 대폭 줄었기 때문이다. 극성 엄마들은 생수까지 싸들고 다니는 판이니 기저귀 가방이 커지는 것은 당연한 일이다.

"모유를 먹고 자란 아이가 그렇지 않은 아이에 비해 정서도 안정적이고 사회성도 좋고 건강하대."

"이상하다. 네가 이러고 있으니까."

"처음엔 솔직히 힘들었어. 내가 잠이 좀 많잖니. 새벽에 몇 번씩 깨서 우는 아기에게 젖을 물리는 것이 보통 일이 아니더라고."

"힘들겠다. 잠순이가 어떻게 그런 것을 다 했니?"

"그런데 있지, 아기가 내 품에 안겨 힘차게 젖을 빨고 있으면 기분이 무지 이상해져. 아주 묘하게 흐뭇해지거든. 내가 이제야 우리 엄마 마음을 좀 알 것 같아."

"C컵은 된 거 같은데, 누구는 좋겠다."

초유는 반드시 먹여라

얼마 전까지만 해도 '모유수유'는 전적으로 엄마의 희생이 따라야 하는 것이라 여기는 산모들이 많았다. 그러나 최근 모유수유가 아기뿐만 아니라 엄마에게도 좋은 영향을 끼친다는 사실이 알려지면서 모유수유를 선택하는 산모들이 꾸준히 늘어나고 있다.

모유수유를 시작하는 가장 이상적인 시기는 출생 직후다. 출산 후 첫 24시간 내에는 100밀리리터 이하 소량의 모유가 분비되지만 지속적으로 젖을 빨게 하면 4~5일 후에는 약 500~750밀리리터로 증가한다. 모유 중에서도 특히 출산 직후 수일 동안 나오는 초유에는 단백질과 무기질이 많고, 탄수화물과 지방이 적으며 면역성분이 풍부해 모유수유를 할 것이라면 초유를 먹이는 것이 무엇보다 중요하다.

엄마와 아기 모두에게 이로운 모유수유

모유수유는 엄마와 아기 모두에게 좋은 영향을 끼친다. 모유는 중추신경계 발달에 필요한 콜레스테롤과 DHC가 풍부해 아기에게 가장 이상적인 음식이다. 모유를 먹고 자란 아이들은 천식이나 습진, 당뇨 등과 같은 비감염성 질환이나 충치 발생이 적고, 인지 능력의 발달과 더불어 정서적으로도 안정되어 사회성이 높은 것으로 알려져 있다. 이뿐 아니라 모유수유를 하면 아기가 젖을 빨 때 반사적으로 옥시토신이 분비되어 자궁을 수축시키고 산후 출혈을 줄인다. 또한 젖분비 호르몬이 분비되어 배란이 억제되므로 자연 피임 효과가 있고 칼로리 활용이 높아져 출산 후 체중 감소에도 도움이 된다. 이뿐 아니라 칼슘 대사를 촉진시켜 골다공증 발생이 줄어들고, 유방암이나 난소암의 발생 빈도가 감소한다.

올바른 모유수유 방법

엄마와 아기 모두에게 도움이 되는 모유수유지만 올바른 과정을 거쳐야만 모유의 영양분이 고스란히 아기에게 전달될 수 있다.

우선 손을 깨끗이 씻는다. 한 손을 C자 모양으로 만든 다음 유방을 잡고 엄마의 젖꼭지 끝으로 아기 입술을 가볍게 건드리며 아기가 입을 벌리도록 자극한다.

아기가 입을 벌리면 아기를 엄마 쪽으로 당겨 젖을 물리는데, 이때 아기의 배가 엄마의 배를 향하도록 만들어 가장 편한 자세를 취한다.

모유는 하루에 적어도 8회 이상 먹이는 것이 좋은데, 양쪽을 번갈아 물려야 젖의 양이 고르게 유지되면서 지속적으로 젖이 분비된다. 젖을 먹이기 시작하고 약 5~6분 동안 나오는 전유에는 수분과 유당이 풍부하고, 후유에는 지방이 농축되어 있어 지방 함유량이 높다. 따라서 전유와 후유의 불균형을 막으려면 후유를 충분히 먹여야 한다.

모유수유가 좋다는 것은 누구나 알고 있지만 힘겨운 진통을 겪고 자기 몸도 힘든 상태에서 모유를 먹이는 것이 생각처럼 쉬운 일은 아니다. 그러나 엄마의 의지만 있다면 언제든지 모유수유를 할 수 있으므로 먼저 기력을 회복하는 데 힘쓰는 것이 바람직하다.

성인 여성은 보통 하루에 2,000~2,200킬로칼로리를 섭취하는데, 모유수유를 하려면 약 500킬로칼로리가 더 필요하므로 다양하고 균형 잡힌 식사를 하되 칼슘·철분이 풍부한 음식을 많이 먹는 것이 좋습니다. 또 갈증이 날 때마다 수분을 보충하며 물, 과일, 우유, 수프 등을 틈틈이 먹도록 합니다. 간혹 모유수유가 출산 후 몸매 관리에 악영향을 끼친다며 거부하는 산모들이 있는데, 신선한 채소와 과일, 탄수화물, 단백질, 지방 순으로 음식물을 섭취하면 오히려 체중 관리에 도움이 됩니다. 수유 중에는 엄마의 철분 보충을 위해 철분제를 함께 복용하는 것도 좋습니다.

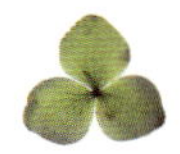

여름철 산후조리, 에어컨 OK

여름 산후조리가 겨울보다 훨씬 힘들다.

겨울철에는 추운 바깥으로 나가지 않고 실내에서 따뜻한 온도를 유지하면서 적당한 운동을 하고 양분을 섭취하면 되는데, 여름 더위는 피할 길이 없기 때문이다.

산모는 찬물에 손도 담그면 안 된다, 양말을 반드시 신어라, 부채질도 해서는 안 된다 등등 예전에는 주의사항이 무척이나 많았다.

출산한 지 이제 보름이 된 새내기 엄마 박지은(32세) 씨는 더위 때문에 친정 어머니와 실랑이를 하다가 결국 두 사람이 함께 병원을 찾았다.

"섭씨 30도가 넘는데 선풍기도 못 틀게 하고, 에어컨은 아예 커버를 씌워 놨어요. 선생님, 이건 아니죠?"

찜통 더위 속에서 딸 수발을 드는 어머니도 물론 덥겠지만 에어컨도 못 쓰게 하는 어머니가 야속하고 답답한 딸 박지은 씨가 하소연을 한다.

"아이고, 이렇게 날이 더운데……. 얼마나 고생하셨어요. 어디 팔 좀 볼까요? 이런, 땀띠가 심하게 났네요."

"선생님, 선풍기 써도 된다고 얘기 좀 해 주세요."

"어머님, 이렇게 더운 날은 선풍기 쓰셔도 됩니다. 에어컨도 적당히 사용하서도 좋고요. 더위를 그냥 버티면 이렇게 땀띠도 나고, 사람이 지쳐서 오히려 회복이 더딜 수 있습니다."

박지은 씨 모녀는 산후 여름철 냉방기 사용법에 대한 특강을 듣고 돌아갔다.

여름철 산후조리, 적절한 조절이 필요

무더운 여름에 출산한 산모들이 가장 많이 하는 고민 중 하나가 바로 더위와의 싸움이다. 산모가 찬 공기나 바람을 직접 쐬면 관절 마디마디가 쑤시고 시린 '산후풍'이 온다는 생각 때문인데, 사실 선풍기와 에어컨을 잠시 쐰다고 바로 산후풍이 생기는 것은 아니다. 땀을 쭉 빼야 좋다는 생각으로 무더운 날씨에 긴 소매 옷에다 긴 바지, 양말까지 겹쳐 입고 땀을 뻘뻘 흘리는 것 역시 좋지 않다.

출산 과정을 겪은 산모들의 몸은 여러 모로 약해져 있다. 체온 조절 기능 역시 약화된 상태에서 지나치게 덥거나 추운 환경을 접하면 몸에 이상이 생기기 쉽다. 특히 더운 여름철에 과도하게 땀을 내면 체액이 손실되어 현기증과 실신의 위험이 있고, 땀띠도 생길 수 있다. 따라서 실내외 온도차가 심한 과도한 냉방이나 지나친 보온은 산모에게 오히려 위험이 될 수 있으므로 적절한 조절이 필요하다.

찬 음식 피하고, 하루 2~3회 좌욕하기

산후조리 중에는 아무리 덥더라도 찬 음식을 피하도록 한다. 출산 후에는 뼈가 느슨해져 있는데다 위장이나 치아의 기능도 떨어진 상태이므로 찬 음식을 먹으면 쉽게 탈이 날 수 있다. 수시로 물을 마셔 수분을 보충해주고, 식중독이나 장염으로 고생하지 않으려면 모든 음식을 반드시 익혀 먹는다.

샤워는 출산 후 일주일 정도 지나서부터 하는 것이 좋은데, 덥더라도 따뜻한 물로 10분 이내의 가벼운 샤워를 하도록 한다. 자연분만으로 출산한 산모의 경우 회음 절개 부위를 청결하게 관리해야 감염과 염증을 예방할 수 있다. 이때 하루 2~3회 좌욕을 하는 것이 도움이 되는데, 좌욕은 상처 부위의 청결을 지켜주고, 통증을 감소시켜 주며, 산후 치질과 변비를 예방하는 효과가 있다. 단, 좌욕 후에는 물기를 잘 닦은 뒤 드라이어로 완전 건조를 해야 피부 짓무름을 예방할 수 있다.

더운 여름철 산후조리를 할 때는 무조건 더위를 참는 것보다 간접 냉방으로 더위를 피하는 것도 한 방법입니다. 선풍기는 벽쪽으로 틀어 직접 바람을 쐬는 것을 피하고, 거실에 있는 에어컨을 틀어둔 상태에서 산모가 있는 방의 문을 열어 두어 찬 공기가 산모에게 직접 닿지 않도록 합니다. 냉방기를 가동할 경우 실내외 온도차는 섭씨 5도 미만이어야 하며, 하루 종일 냉방기를 가동시키지 말고 더위가 심한 한낮 동안만 잠깐 냉방기를 이용하는 것이 좋습니다.
출산 후 일주일 넘게 샤워를 꺼리는 산모들이 많습니다.
하지만 출산 바로 다음날에도 미지근한 물로 샤워가 가능하며 머리도 감을 수 있습니다.

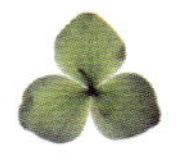

출산 후 요실금, 서둘러 치료를!

"**저** 뭔가 잘못 됐나 봐요!"

"네?"

"선생님, 저 거기가 아무래도 이상해요. 자꾸 소변이 흘러서……."

"출산 후 요실금입니다. 큰일 아니니 걱정 마세요."

"요실금이요? 그건 갱년기가 되어야 생기는 것 아닌가요?"

요실금이란 자신의 의지와는 상관없이 때와 장소를 가리지 않고 소변이 새어 나오는 증상으로, 임신·출산과 밀접한 관련이 있다.

임신 중에도 종종 태아의 무게에 방광이 눌려 소변이 잦아지거나 요실금 증상이 나타나는 경우가 있다.

자연분만을 하면 분만 과정에서 골반이 벌어져 자궁경부와 질 등을 포함한 회음근육이 늘어나는데, 이때 자궁 바로 위에 있는 방광을 지지하고 있는 인대나 요도의 괄약근이 손상되면서 요실금이 발생하기도 한다. 대부분 출산 이후 좋아지지만 산욕기를 거치면서 정상화가 제대로 되지 않으면 요실금 증상이 계속되므로 치료가 필요하다.

운동 또는 수술로 치료 가능

요실금 치료는 크게 비수술 치료와 수술 치료로 구분할 수 있다. 증상이 심하지 않거나 비교적 젊은 여성일 경우에는 수술을 하지 않고 케겔운동이나 전기 자극을 이용한 바이오피드백 요법으로 증상이 개선될 수 있다. 하지만 이런 요법으로 개선되지 않는다면 반드시 수술 치료를 시행해야 한다. 수술 치료법 가운데 가장 널리 사용되는 것은 'TOT슬링 수술'인데, 국소마취를 하고 15~20분 안에 수술이 가능할 정도로 간단하고 안전하다.

요실금은 초기에 치료하면 증상이 쉽게 개선되는데, 대부분의 여성이 부끄러움 때문에 증상을 숨겨 오다가 질환이 어느 정도 진행된 후에야 병원을 찾는다. 약간이라도 요실금 증상이 나타나면 그냥 두지 말고 바로 의사의 조언을 구하는 것이 좋고, 증상이 개선된 후에라도 재발 방지를 위한 노력을 게을리하지 말아야 한다. 출산 후 요실금을 겪은 여성들은 산후우울증에 걸릴 확률도 높으므로 미리 현명하게 대처해야 한다.

임신 중 늘어난 자궁에 의해 방광이 눌리면서 빈뇨 증세와 함께 심하면 요실금이 발생할 수 있습니다.

난산 등으로 방광을 지지하던 인대나 괄약근의 손상이 큰 경우를 제외하고는 출산 후 케겔운동 등을 통해 요실금을 예방하는 것이 가장 좋은 방법이라 할 수 있습니다. 눕거나 앉아서 항문 및 질 근육을 5초 동안 조였다 폈다를 15회~20회 이상 매일 반복하면 요실금에서 해방될 수 있습니다. 케겔운동은 산욕기 때 더욱 중요한데, 이 시기에 방광 주위 근육이 정상으로 회복하기 때문입니다.

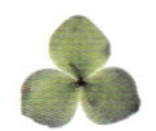

불안에 떨게 하는 산후우울증

ㄱ씨(27)는 지난 2008년 7월 아들을 낳은 뒤 산후우울증에 시달렸다. 그러나 몸과 마음을 보살필 새도 없이 보모 일을 시작해야 했다. 남편 ㄴ씨(38)의 벌이가 변변치 않았기 때문이다.

ㄱ씨는 1주일에 영아 1명당 20만 원씩 받고 자신의 집에서 ㄷ군(당시 생후 8개월) 등 2명을 돌봤다. 자신의 아들까지 모두 3명의 아기를 돌보다 보니 피로와 스트레스로 건강이 악화됐다.

2009년 7월 24일 ㄱ씨는 극심한 스트레스에 새벽 3시까지 잠을 이루지 못한 채 친구와 통화를 했다. 그로부터 2시간 뒤 "아이가 갑자기 숨을 쉬지 않는다"며 자고 있던 남편을 깨웠다. ㄴ씨는 황급히 인공호흡과 흉부압박 등 응급조치를 한 뒤 119구급대를 불러 아기를 병원으로 옮겼다. 하지만 아기는 결국 숨을 거두고 말았다.

나흘 뒤 국립과학수사연구원에서 "갈비뼈 골절과 장파열 등에 따른 타살이 의심된다."는 부검 결과가 나왔다. 경찰은 남편을 조사하면서 부검 결과를 알려줬다. 불현듯 ㄴ씨는 새벽에 ㄷ군의 울음과 함께 '퍽퍽퍽' 하는 소리를 들은 것이 생각났다. 그는 "23일 밤 11시쯤 아이의 기저귀를 갈아주고 조금 놀아주다가 발로 배를 밟았다"고 거짓 자백했다. 아내를 위해 죄를 뒤집어쓴 것이다.

경찰은 ㄴ씨에 대해 구속영장을 신청했다. 그러나 ㄴ씨는 법정에서 진술을 번복했다. 그는 "생후 13개월 된 아들을 키우는 아내가 교도소에 갈 일을 생각하니 너무 막막해 거짓말을 했다"고 털어놨다. 살인혐의로 기소된 ㄱ씨는 징역 8년의 중형을 선고받았다.

– 출처 2011년 5월 18일 경향신문

최근 아기를 낳은 후 우울증을 겪던 여성들이 자살을 하거나 자신이 낳은 아기를 살해하는 등의 충격적인 사건이 비일비재하게 일어나고 있다. 이 사건들의 공통된 원인으로 작용하는 것 중 하나가 '산후우울증'이다.

얼마 전 둘째를 임신해 병원을 찾은 손은경 씨도 첫째 아이를 낳은 후 산후우울증을 심하게 앓았다고 한다. 아이를 쳐다보는 것조차 싫어서 친정 어머니께 맡기고 두 달 산후조리를 한 뒤 바로 맞벌이를 시작했을 정도이다.

"큰애가 돌이 될 때까지 거의 신경도 안 쓰고 지냈는데, 어느 순간 엄마가 있어도 엄마 없는 애처럼 자라는 애를 보니 마음이 아프더라고요. 그래서 조금씩 애한테 정을 붙이고 지냈는데 덜컥 둘째가 생기고 보니 또 산후우울증이 생길까 큰 걱정이에요."

산후우울증은 말 그대로 출산 후 겪는 우울증인데, 보통 산욕기라 불리는 출산 후 4~6주 동안 우울한 기분이나 심한 불안감, 불면, 과도한 체중 변화, 의욕 저하, 집중력 저하, 죄책감 등을 경험하게 된다. 대부분의 경우 한 달 이내에 자연스럽게 사라지지만 심각한 경우 오랫동안 우울증이 지속되면서 산모 자신은 물론 아기와 다른 가족에게까지 심각한 영향을 끼친다.

우울증 앓았던 산모의 경우에 더 쉽게 발병

산후우울증은 일반적으로 산모 10명 중 5~8명이 경험하는 흔한 질병으로 특히 초산인 경우 더 쉽게 발병한다. 대부분 2주 이내에 증상이 사라져 정상적인 정서 상태로 돌아오는 가벼운 감기 같은 질병이다.

산후우울증의 정확한 원인은 명확히 밝혀지지 않았지만 출산 과정에서 생기는 스트레스와 호르몬의 변화, 부모 역할에 대한 부적응 등의 신체적·정신적 이유로 발병하는 경우가 많다. 또 이전에 우울증을 경험한 적이 있거나 임신 기간 중 정서적으로 불안함을 느낀 경우, 평소 월경전증후군을 앓았거나 갑상선 기능에 이상이 있는 경우에 산후우울증의 위험이 높다.

아이의 신체·정서 발달에 악영향

미국소아과협회는 산후우울증을 겪은 산모에게서 태어난 아기는 발달장애와 사회성 저하를 가져온다는 연구 결과를 발표했다. 또한 영국 사우샘프턴 대학 연구팀은 우울증에 시달린 엄마에게서 태어난 아기는 그렇지 않은 아기에 비해 수면 패턴이 불안한 증세를 겪는다고 밝힌 적도 있다. 이 상태가 지속되면 오랫동안 수면장애를 겪을 확률이 높아지고, 더 나아가 정서상의 문제가 부정적인 행동으로 이어질 가능성이 높다는 것이다. 또 언어 발달에도 지장을 일으켜 소통에 문제가 생기고, 학습능력과 신체 발달이 느려지기도 한다.

엄마의 우울증이 계속되면서 양육을 게을리하거나 엄마와 아이 사이의 애착관계가 제대로 형성되지 못하면 자칫 반응성애착장애라는 발달장애를 가져옴으로써 자폐 또는 주의력결핍과잉행동장애와 같은 증상을 보이게 된다.

주변의 따뜻한 관심과 사랑이 필요

대부분의 산후우울증은 출산 후 2주 이내에 아이를 키우는 즐거움을 느끼면서 자연스럽게 극복하는 것으로 알려져 있다. 그러나 증세가 오랫동안 유지되거나 심각하다고 생각되면 전문가와 상담하여 항우울제 등의 약물 치료를 받거나 심리 상담, 정신 치료를 받는 것이 좋다.

산후우울증은 산모뿐 아니라 가족들과 갈등을 일으키고 자칫 가족 모두가 불행해지는 일이 벌어질 수 있으므로, 가족들의 세심한 관심과 보살핌이 중요하다. 이때 남편의 역할이 특히 중요한데, 임신과 출산의 과정을 잘 겪어낸 아내에게 감사를 표하고 함께 육아에 참여함으로써 아내의 육아 부담을 덜어줄 필요가 있다.

산모 스스로도 우울증을 이겨내려는 의지를 갖는 것이 중요하다. 충분한 영양을 섭취하고 적절한 휴식으로 피로를 줄이는 한편 주변 사람들과 함께 즐거운 생활을 해나가려는 노력이 필요하다.

산후우울증은 아기와 산모는 물론 가족 모두가 힘들어지는 병이므로 예방이 무엇보다 중요합니다. 먼저 올바른 산후관리법으로 산모의 신체적·정신적 건강을 지켜줘야 합니다. 출산 직후 현저하게 떨어진 면역력을 원상태로 돌리기 위해 충분한 휴식과 고른 영양 섭취가 필요한데, 생선이나 달걀, 우유, 콩제품, 녹황색 채소가 도움이 됩니다. 그리고 무엇보다 중요한 것은 태어난 아기가 가정의 '축복'이자 '행복'을 주는 원천이라는 사실을 잊지 말아야 합니다.

미혼모에게는 손가락질 아닌
도움의 손길을

열대야가 심해 잠을 못 이루고 있던 차에 병원으로 걸려온 한 통의 전화……. 얼마 전 진료를 보고 간 미혼모가 잔뜩 겁에 질린 채 울면서 전화를 했던 것이다.

"지금 진통이 7분 간격인데 어떻게 해야 하죠. 겁이 나고 무섭고……. 엄마가 알면 큰일이 나요."

얼마 후 그녀는 혼자 택시를 타고 병원으로 왔다. 긴장을 한 채 얼굴이 하얗게 변한 그녀는 '밑으로 물이 흐른다' 고 하소연했다. 배는 그리 커 보이지 않았는데, 상당히 큰 통증을 호소하는 것으로 봐서 80퍼센트 이상 자궁문이 열렸으리라 판단되었다. 아니나 다를까 병원에 도착한 지 채 30분도 되지 않아 건강한 딸아이를 낳았다.

보호자 한 분이 뒤늦게 오셨는데, 엄마가 아닌 숙모였다. 며칠 전에도 함께 자리를 했지만 숙모는 조카가 무슨 일로 산부인과에 왔는지조차 모르고 계셨던 듯, 곧 출산을 하게 된다는 이야기에 무척이나 당황했다.

이야기를 들어보니 산모의 어머니는 산모가 어릴 적 이혼을 한 후 식당 매니저 일을 하면서 자녀를 힘들게 키웠는데, 그래서 그런지 자녀 교육에 엄격했다. 이 때문에 산모는 자신이 미혼모가 되었다는 것을 알게 되면 집안에 난리가 날 것이라며 차마 연락도 못하고 발만 구르고 있었다.
결국 병원에서 미혼모의 출산 및 양육을 도와주는 사회복지센터 직원을
연결해서 상담을 받도록 해주었다.

그나마 출산 전 산전 검사와 출산 후 육아 상담을 받도록 도와주고 복지
시설을 이용하게 되는 미혼모는 다행이다. 하지만 위의 사례처럼 미혼
모 중에는 무방비로 방치되는 경우도 적지 않아 안타까운 상황을 겪을
때가 많다.

임신은 계획된 임신이어야 한다. 적어도 정상적인 가정 혹은 결혼이 예
정된 상황에서 아기를 가져야 그 아기도 축복을 받으면서 태어날 수 있
고, 동시에 엄마와 아빠라는 울타리 속에서 소중한 인격체로 성장할 수
있다. 하지만 그렇지 못한 여건 속에서 태어났다 해도 그 역시 소중한 인
격체임이 분명하다.

홀로 힘들게 출산을 한 미혼모와 새로 태어난 아기가 입은 상처를 보듬
고 어루만져 줄 수 있는 기회와 도움의 손길이 많아지는 세상이 어서 빨
리 왔으면 하고 바란다.

임신 30주가 넘은 미혼모가 낙태를 시키려고 산과를 방문했기에 잘 설득
하여 미혼모자시설인 '고운뜰'을 소개시켜드렸습니다. 홀트아동복지회에
서 운영하는 시설인데 출산 전에 입소할 수 있고, 출산 후 산후조리, 아이
의 양육과 입양까지 책임져주는 곳입니다. 미혼모들이 역경을 이겨내고
새출발을 할 수 있도록 많은 분들의 자원봉사와 후원이 필요합니다.

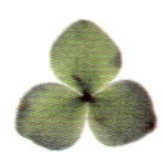

다음 임신을 위한 엄마의 자세

외동으로 자란 여자 후배가 있다. 대학생이 되어서까지 어머니한테 동생을 낳아달라고 조를 정도로 형제자매가 있는 집이 부러웠다는 후배는 이제 30대 후반이 되었지만 본인은 결혼 생각이 없으면서도 애 키우는 사람만 보면 반드시 훈계를 한다. 둘째 낳아주라고.

"내가 혼자 커 봐서 알아. 얼마나 외롭고 쓸쓸한데……."

아버님이 돌아가시고 난 뒤에는 더욱 그런 눈치다. 지방에 홀로 계신 어머니를 자주 찾아뵙는 것은 물론 여름 휴가도 어머니와 함께 가고, 해외 여행도 모시고 가는 등 효심이 지극한 딸이다.

술 한잔이 들어가거나 누구 집 애가 이렇다 저렇다 하는 소리를 들을 때마다 이 후배가 꼭 하는 말이 있다.

"키우기 힘들다고 하나만 낳는 건 부모의 이기심이야. 애 생각해서 꼭 둘째 낳아라."

하나만 낳아 잘 키우자는 소리를 하면 밤이 새도록 일장연설을 늘어놓는다. 그러는 본인이나 결혼해서 애 여럿 낳고 살면 좋으련만.

둘째 아이 임신은 출산 후 18개월~2년 후가 적당

아이를 둘 이상 낳기로 계획했다면 터울을 신중하게 결정하고, 임신 전 건강 관리부터 해야 한다. 산부인과 전문의 입장에서 볼 때 터울이 너무 짧거나 길면 조산, 신생아 사망, 사산의 위험이 커지므로 적절한 터울을 두는 것이 좋다.

첫째와 둘째 사이의 터울이 18개월 이하 또는 59개월 이상인 경우에는 3년 터울의 아이에 비해 사산 빈도가 더 높다는 연구 결과가 있다. 따라서 안전한 둘째 임신과 출산을 위해서는 출산 후 18개월~2년 정도 기다렸다가 다음 임신을 할 것을 권한다.

모유 수유를 충분히 하지 않은 경우에는 산후 4~6주, 모유 수유를 충분히 한 경우에는 산후 6개월이면 다음 임신이 가능하다. 그러나 다음 임신과 출산에 필요한 건강과 체중을 회복하고 정신적으로도 임신을 기쁘게 받아들일 수 있으려면 이 정도 기간이 적당하다.

정신과 전문의들은 2.5~3년 정도의 터울을 가장 이상적으로 본다. 동생을 맞이하면 첫아이가 퇴행현상을 보이는 경우가 종종 발견되는데, 연년생일 경우 그 문제가 더 심각해질 수 있다. 이럴 때는 첫아이에게 억지로 형 노릇을 요구하지 말고 쌍둥이를 대하듯 차별하지 않고 키우는 것이 여러모로 좋다.

적절한 시기가 지난 후 다음 임신을 준비하기로 했다면 다양한 검사와 상담과 함께 각종 만성질환을 관리해야 한다.

첫 임신과 마찬가지로 미리 충치를 치료하고 스케일링을 해두는 것이 좋다. 당뇨병, 고혈압, 갑상선 질환 등의 만성 질환을 앓고 있으면 의사와 임신 가능 여부를 상담하고, 필요한 경우 약을 줄이거나 바꾸어야 한다. 이전의 임신 기간 동안 유산이나 조산, 임신중독증 등의 이상 증세를 겪은 경험이 있다면 재발을 막기 위한 방법을 전문의와 의논한 후 적절한 조치를 취해야 한다. 또 각종 예방접종을 통해 면역력을 높이고, 금주와 금연을 해야 한다. 이밖에 태어날 아기를 위해 미리 엽산을 섭취하는 것도 좋은 방법이다.

엽산은 무뇌아나 척추이분증 등과 같은 치명적인 신경관결손 발생 빈도를 현저하게 낮출 수 있으므로 임신 12주까지는 복용할 것을 권한다. 그러나 무엇보다 중요한 것은 임신에 대한 불안감을 버리고, 차분하고 즐거운 마음으로 임신을 시도하는 것이다.

주변에서 한 자녀만 있는 가정을 쉽게 볼 수 있습니다. 이를 외동아이라 하는데 국어사전에는 '동기가 없는 아이'로 올라와 있습니다. 외동아이의 특징은 자기중심적이고 또래들과 원활한 관계 형성에 어려움을 보입니다. 물론 부모의 성향과 환경, 외동아이 자신의 타고난 성향 등 다양한 요인이 작용합니다. 〈우리 귀한 외동아이 올바르게 키우는 방법〉, 〈외동아이를 위한 가치학교〉, 〈외동아이 부모의 7가지 잘못〉 등 여러 서적이 시중에 나와 있습니다만 이러한 서적을 읽지 않고도 아이들을 키울 수 있게 적어도 두 자녀 이상을 두면 어떨까요?

40대 여자가 알아야 할 모든 것

Part ③

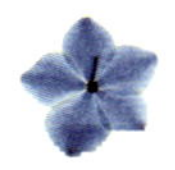

마흔을 넘기면 건강검진은 해마다

가끔은 텔레비전 드라마가 유익하다고 여길 때가 있다. 주부들에게 인기가 많은 아침 드라마에서 주인공이나 등장 인물이 어떤 질병에 걸리면, 그 후에 여성들의 병원행이 상대적으로 잦아지기 때문이다. 물론 대부분 이상이 없지만 간혹 질병이 발견되기도 한다. 또 산부인과를 홀로 찾지 못하는 여성들의 습성 때문에 친구를 따라왔다가 덩달아 본 진료에서 생각지 못한 질병을 발견하는 경우도 있다.

얼마 전 주부 오은순(49세) 씨는 병원에 혼자 가기 무섭다는 친구와 함께 산부인과를 찾았다. 그리고 '여성암과 여성질환'을 대비한 건강검진 프로그램을 보고, '이참에 나도 한번 받아볼까?' 하는 마음으로 검사를 받았다가 갑상선암 초기 진단을 받았다.

"다행스럽게도 암 조직을 조기에 발견해서 수술도 간단하게 마쳤고, 치료 경과도 좋을 것이니 큰 걱정 안 하셔도 됩니다."

"친구 따라 병원에 안 왔으면 전혀 몰랐겠죠?"

자신을 데려와준 친구가 큰 은인이라며 오은순 씨가 하는 말.

"저와 비슷한 또래 사람을 보게 되면 저도 꼭 건강검진을 받아보라고 이야기해줘야겠어요. 제 친구처럼."

비용과 시간에 대한 부담 때문에 회피하는 건강검진

건강검진은 질병의 조기 발견과 조기 치료를 가능하게 하는 건강의 최고 예방책이라 할 수 있다. 최근에는 건강보험관리공단에서 일정 시기마다 건강검진 기회를 제공하기 때문에 예전에 비해 많은 사람들이 건강검진을 받고 있고, 그만큼 인식의 폭이 넓어진 것은 사실이다. 하지만 아직도 좋은 줄은 알지만 비용과 시간의 부담 때문에 건강검진을 받지 않는 사람 역시 아주 많은 수를 차지하고 있다.

40대 이후 여성, 일년 주기로 검사받아야

건강검진은 나이대별로 검사 주기와 항목이 다양하게 나뉘는데, 40대 이후 여성은 노년기 건강을 대비하기 위해서라도 일 년 주기로 반드시 건강검진을 받아야 한다. 특히, 자궁·난소 등의 산부인과 질환과 유방·갑상선 검사는 최소한 일 년에 한 번씩 검사를 받아야 하고, 냉검사, 임질이나 제외 클라미디아 같은 성매개 질환 그리고 갱년기 호르몬 검사와 골다공증 검사 역시 정기적으로 받는 것이 좋다.

이러한 검사는 간단한 초음파 검사, 혈액 검사, 방사선 검사와 조직 검사만으로도 질환의 발생 유무와 자신의 건강 상태를 확인할 수 있는데다 다양한 검사 프로그램이 많이 나와 있으므로 큰 비용 부담 없이 간편하게 받을 수 있다.

여성은 50대 폐경기를 맞으면 급격한 신체 변화를 겪게 되는데, 갱년기 장애를 건강히 보내고 행복한 노년기를 맞이하기 위해서라도 40대부터 미리 자신의 건강을 지키고 관리하는 것이 필요합니다. 특히 자궁근종과 같은 자궁 질환은 40~50대 여성에게서 흔히 발견되므로 40대 이후 여성은 반드시 일 년에 한 번씩 산부인과를 찾아 초음파 검사와 함께 상담을 받는 것이 좋습니다.

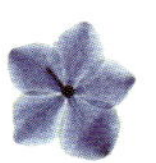

조기폐경, 젊은 여성들도
방심은 금물!

폐경에 정년은 없다. 최근에는 30대 여성의 조기폐경이 늘면서 심리적 스트레스를 호소하는 이가 많다.

30대 중반의 배주연(37세) 씨는 직장 동료와 상의 끝에 병원을 찾은 경우다.

"몇 달 전부터 갑자기 생리 양이 줄더니 지난 달에는 아예 거르고 넘어갔거든요. 분명히 임신은 아닌데……."

"생리주기는 규칙적인 편인가요?"

"평소에는 아주 칼처럼 규칙적이었는데 요 몇 달은 들쑥날쑥 제멋대로였어요."

"일시적으로 생리가 멈출 수도 있으니, 어디 한번 살펴봅시다."

간단한 검사와 진료를 해보니 다행히 조기폐경이 아닌 일시적인 생리불순이라는 결과가 나왔다. 하지만 평소 조기폐경에 대한 두려움을 갖고 있던 배주연 씨는 이상이 없다는 검사 결과를 보고도 쉽게 안심을 하지 못했다. 그래서 당분간 정기 검진을 통해 이상 징후를 계속 지켜보기로 했다.

얼마 전부터 생리주기가 불안정해 병원을 찾은 회사원 이정은(40세) 씨는 조기폐경이 의심된다는 의사의 진단에 충격을 받고 말았다. 10년 전

에 자궁 혹 제거 수술을 받은 뒤로 정기검진을 받지 않아 약간의 불안함
은 있었지만 건강에 특별한 이상이 없었을 뿐더러 아직은 젊다고 자부
하고 있던 터라 충격이 클 수밖에 없었다. 당분간 호르몬 치료를 진행하
면 안정될 수 있다는 의사의 조언이 있었지만 왠지 10년은 더 나이를 먹
은 듯해서 의욕상실에 빠지고 말았다.

폐경, 50대가 아니라고 방심하지 말자

여성이 나이가 들면서 난소의 기능이 떨어지면 배란 및 여성호르몬(에
스트로겐)의 생산이 멈추게 되는데, 이로 인해 나타나는 현상이 바로 폐
경이다.

폐경기에 접어들면 생리가 불규칙해지고 안면홍조, 발한, 심계항진, 불
면증 등의 현상이 나타나고, 그와 함께 피로감이나 우울, 기억력장애 등
이 동반되기도 한다. 폐경기 증상이 나타나는 시기는 대략 50~55세 전
후지만 최근에는 연령대가 점점 낮아져 30, 40대에 나타나는 경우도 있
다. 이렇듯 폐경이 이른 나이에 나타나는 현상을 '조기폐경'이라고 하
는데, 심한 경우 20대에도 이런 경우가 발생하므로 젊은 여성이라 할지
라도 마음을 놓을 수 없다.

20대 여성의 조기폐경은 단순히 생리를 하지 않는 것뿐만 아니라 임신
이 불가능해지는 것이므로 이후의 삶에 치명적인 영향을 미칠 수 있다.
간혹 40대 여성 가운데 생리가 귀찮고 불편해서 폐경이 빨리 왔으면 하
고 바라는 분도 있다. 하지만 여성호르몬이 더 이상 분비되지 않으면,
노화가 빨리 오고 골다공증 등의 성인병이 젊은 나이에 생긴다. 이 때문

에 인위적으로 호르몬제를 투약할 만큼 여성의 건강한 삶에 중요한 부
분이므로 결코 소홀히 여겨서는 안 된다.

무월경과 조기폐경은 다르다

보통 정상적인 생리주기를 24~35일 정도로 보는데, 이보다 주기가 짧거
나 길어서 생리주기를 전혀 예상할 수 없는 상황을 '생리불순'이라고
한다. 그중에서도 정상 생리주기의 3배에 해당하는 기간 또는 6개월 이
상 생리가 없으면 이는 '무월경'에 속한다.

생리불순은 피로나 스트레스, 체중 변화 등 여러 원인에 의해 일시적으
로 나타날 수 있는 흔한 증상이지만, 만약 이런 증상이 지속적으로 반복
된다면 조기폐경의 전조 증상이 의심되므로 반드시 산부인과 검진을 받
아보아야 한다. 특히 무월경 증상을 오랜 기간 방치하면 치료 시기를 놓
쳐 불임으로 이어질 수 있다.

언뜻 보면 조기폐경과 무월경의 증상이 비슷해 혼란을 겪는 경우가 많
은데, 심각한 생리불순이나 무월경 증상이 반복되어 나타나는 사람이라
면 정기적인 검진을 통해 자신의 건강상태를 꾸준히 체크해봐야 한다.

만약 조기폐경 증세가 의심되면 호르몬 보충 요법을 통해 치료를 받게
되는데, 자궁암이나 유방암 병력이 있거나 혈관색전증, 비정상자궁출혈
이 있는 경우에는 호르몬 요법이 불가능할 수 있으므로 반드시 전문의
의 치료법을 따라야 한다.

조기폐경을 예방하는 생활습관 개선

조기폐경을 예방하려면 평소 생활습관을 개선하려는 노력이 필요하다. 조기폐경 예방에서 가장 중요한 요소는 바로 혈액순환이다. 꾸준한 운동과 체온 유지를 통해 혈액순환이 잘 이루어지면 우리 몸의 세포가 제 기능을 할 수 있는 능력이 높아진다. 따라서 혈액순환을 도와주는 하체 운동과 유산소 운동을 꾸준히 해야 한다. 또 채식 위주의 식습관을 기르고, 폭식과 과식을 자제해야 한다.

에스트로겐과 유사한 성질을 지닌 '이소플라본' 성분이 풍부한 콩류 음식과 식물성 에스트로겐이 다량 함유된 석류 등의 식품을 충분히 섭취하는 것도 좋다. 아울러 충분한 수면과 편안한 마음가짐도 큰 도움이 된다.

아직 국내의 조기폐경 환자 수에 대해서는 정확한 통계가 없지만 대략 20만~30만 명이 조기폐경을 겪는 것으로 추정됩니다. 조기폐경은 환자의 육체 건강뿐만 아니라, 정신적으로도 많은 영향을 미쳐서 우울증 등 신경 증상을 동반하기도 합니다. 특히 미혼 여성이거나 결혼을 했지만 아직 아이가 없는 여성이라면 불임이 될 경우 자신은 물론 가정에도 큰 문제가 될 수 있으므로 조기폐경 증세가 의심될 때는 즉시 산부인과를 찾아 진료를 받은 후 그에 따른 적절한 치료를 받아야 합니다.

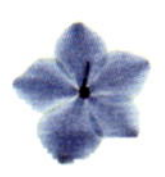

심각한 갱년기 증상에는
호르몬 치료

주부 이정수(53세) 씨는 심각한 갱년기 증상 때문에 고민이 많다. 수시로 얼굴에 열이 올랐다 내렸다 할 뿐만 아니라 밤에 잠도 제대로 자지 못하고, 늘 피로와 무력감에 휩싸여 식구들한테 짜증을 내기 일쑤다. 게다가 두통도 자주 일어나고, 순간적으로 현기증이나 호흡곤란 증세까지 나타나 심각한 질환이 의심되기도 했다. 결국 산부인과를 찾은 그녀는 '심각한 갱년기 증세'로 진단받고 당분간 호르몬 치료를 받기로 했다.

얼마 전 한 병원을 찾은 중년 여성은 경제적으로 부족함이 없고 가정도 평화로워서 별다른 스트레스 요인이 없건만 밤에 잠도 잘 오지 않고 식욕도 떨어졌다고 했다. 게다가 언제부턴가 이유 없이 신경이 예민해져서 별것 아닌 일로 가족들에게 소리를 지르고 짜증을 부리는 모습에 가족들보다 자기가 더 놀랐다고 한다.

결국 가족들의 권유로 병원을 찾은 이 여성은 폐경으로 인한 갱년기장애로 진단되었다.

여성 호르몬 감소가 원인

대부분의 여성이 40~60세 사이에 폐경을 경험하게 되는데, 이것은 난소가 노화되면서 배란과 여성호르몬의 생산이 중단되기 때문이다. 이 시기를 '갱년기'라고 하는데, 그 기간과 증상은 사람마다 매우 다양하게 나타난다.

갱년기의 가장 대표적인 증상은 '안면홍조'다. 얼굴과 목 부위가 갑자기 붉게 되면서 열감을 느끼고 피부 온도가 상승하면서 발한 증세가 나타나는데, 하루에 여러 번 반복적으로 나타나고는 한다. 또한 비뇨생식계의 위축으로 인해 질 건조감, 성교통, 배뇨통, 빈뇨, 야뇨증, 요실금 등의 증상과 함께 반복적인 질염과 요도염을 동반하기도 한다. 여성 호르몬이 부족해지면서 피부 건조와 위축, 근육통, 관절통과 함께 골다공증, 동맥경화성 심혈관질환 발생률도 높아진다.

물질대사장애 증상으로 인해 하복부나 둔부에 지방이 축적되어 중년 비만이 되기 쉽고, 성욕이 떨어지고, 질 분비가 원활하지 않아 성생활에 흥미를 잃거나 어려움을 느끼기도 한다.

정신적인 증상으로는 신경과민이 되어 흥분하기 쉽고 때로는 우울해지거나 허탈감, 불안감, 불면증, 기억력 감퇴, 주의력 산만 등의 현상이 나타난다. 또 감정의 기복이 심해지므로 공포심이나 질투심이 강해져서 가족에게 순간적으로 화를 내거나 심술을 부리는 일이 많다.

식이요법과 운동이 갱년기 극복에 도움

특별한 이상 증세가 없는 경우에는 적절한 생활관리만으로도 충분히 갱년기 증상을 이겨낼 수 있다. 대표적인 식이요법은 생선류, 콩류, 우유, 채소류, 과일 등을 충분히 섭취하고 지방질, 식염, 설탕, 알코올, 카페인 섭취를 줄이는 것이다. 특히 콩에 함유된 '이소플라본' 성분은 여성호르몬인 '에스트로겐'과 비슷한 작용을 하기 때문에 갱년기 증상을 완화시키는 데 많은 도움이 된다. 비만을 예방하기 위해서는 과식과 편식도 피하는 것이 좋다.

운동은 기분전환의 계기가 될 뿐만 아니라 골다공증을 사전에 예방해주는 효과도 있다. 갱년기에는 너무 무리한 운동보다는 주 3~4회, 30분 정도의 운동이 적당하다. 맨손체조나 가볍게 걷기부터 시작해서 배드민턴, 에어로빅, 수영 등 자신이 좋아하고 자신의 체력에 맞는 운동법을 선택하도록 한다.

또한 갱년기에는 체중이 급작스럽게 증가하기도 하는데, 급격한 체중 증가는 비만, 골다공증, 심혈관 질환을 불러오므로 평소 적정 체중을 유지하도록 관리해야 한다.

갱년기 장애는 산부인과 검진을 통해 처방받은 호르몬제 복용을 통해 어느 정도 치료가 가능하다. 하지만 갱년기 장애를 이겨낼 수 있는 가장 큰 치료제는 바로 심리적인 안정이다. 자신의 생리 변화를 자연스러운 것으로 이해하고 긍정적으로 받아들이려는 자세가 필요하며, 가족이나 가까운 사람들의 이해와 노력이 함께한다면 갱년기 장애를 극복하는 데 큰 도움이 된다.

심각할 경우 호르몬 요법으로 치료

갱년기 증상은 여성의 50퍼센트 정도가 겪을 정도로 흔하지만 그중 약 20퍼센트에 해당하는 여성의 경우에는 그 증상이 좀 더 심각하게 나타난다. 이런 증상을 경감시키거나 예방하는 데에는 호르몬 치료가 도움이 될 수 있다. 폐경기 호르몬 치료는 폐경 전에 비해 부족해진 여성호르몬을 외부에서 공급해주는 치료를 말하는데, 간단한 혈액 검사와 호르몬 검사 후 전문의의 진단에 따라 처방된 호르몬제를 복용하는 방법이다.

가족력상 유방암이나 자궁내막암의 인자가 없다면 매일 약을 복용하는 방법이 주로 쓰이지만, 간기능 등 개인적 건강 상태에 따라 몸에 바르는 겔이나 붙이는 패치를 사용할 수도 있다. 갱년기 증상을 치료하기 위해 호르몬 치료를 받으면 보통 1~2년 이내에 좋아지는 경우가 많기 때문에 그 이후로는 약물의 용량을 줄이거나 약물 복용 자체를 중단할 수 있다. 대한 폐경학회에서는 적응이 되는 환자에게 5년 정도의 호르몬요법을 권장하고 있다.

한국 여성의 평균 수명이 거의 85세에 이르는 요즘, 폐경 이후의 기대 여명도 30~50년이나 됩니다. 그래서 건강하고 편안한 노년을 맞이하려면 갱년기 이후의 건강관리가 중요합니다. 갱년기 건강관리는 각종 만성 후유증을 예방하여 삶의 질을 높이고, 이 시기 이후 발병하기 쉬운 다른 질병을 예방 혹은 조기 발견하는 데 큰 도움이 됩니다. 만약 심한 우울증이나 불면증, 신체 변화를 겪을 정도의 심각한 갱년기 증상이 나타날 경우에는 단순히 노화의 한 과정이라고 가벼이 여기지 말고 치료와 상담을 적극적으로 받는 것이 좋습니다.

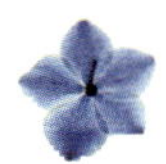

폐경기에 조심해야 할 명절증후군

전 세계의 대표적인 명절은 종교와 상관없이 크리스마스이다. 국제 비즈니스의 입장에서 보면 크리스마스부터 새해까지는 거의 거래가 불가능하다. 그런데, 서양 주부들도 우리나라 주부들처럼 명절증후군이란 것이 있을까? 물론 없다.

유독 한국 여성들만 명절에 병이 날 정도로 몸과 마음이 힘들어야 하는 연유를 잘 모르겠다. 혹시 수백 년간 이어져온 전통을 하루아침에 바꿀 수 없기 때문일까?

주부들의 일거리가 몇 배로 늘어나면서 눈코 뜰 새 없이 바빠지는 명절 연휴. 서울에 사는 김미숙 씨(52세)도 예외가 아니었다. 김미숙 씨의 남편은 2남3녀 중 장남이라 제사와 명절 준비는 모두 김씨의 몫이다.

갓 스무 살에 시집을 와 지금까지 30년 넘게 '내가 꼭 해야 하는 일' 이라 여기면서 지냈는데 몇 년 전부터 명절이 다가오면 김씨의 몸에 이상 증세가 나타나기 시작했다.

우선 명절이 하루이틀 앞으로 다가오면 김씨는 가슴이 두근거리고 답답하며 소화가 안 되는 증상이 시작된다. 그렇게 불편한 상태로 명절을 보내고 나면 명절 준비로 바빴던 탓인지 팔목과 무릎, 허리까지 모든 관절이 쑤시고 결리는 느낌이다.

올해도 여지없이 그런 증세가 나타나자 김미숙 씨는 병원을 찾았다.

"명절증후군입니다. 폐경기 골다공증도 의심되네요."

우리나라 민족정서 때문에 생기는 대표적인 질환이 바로 '명절증후군'이다. 남성들은 이해하기 힘들지만, 대부분의 며느리가 육체적·정신적으로 겪는 질환이기도 하다.

"20여 년간 명절마다 골이 빠지게 일했더니 정말 골이 빠져 나갔나 봐요!"

명절증후군, 몸의 병부터 마음의 병까지

설이나 추석 등 황금 연휴가 지나고 나면 병원을 찾는 주부들이 유독 많아진다. 흔히 말하는 '명절증후군' 때문이다. 명절이라고 하면 가족들이 오랜만에 한자리에 모이는 즐거운 날이지만, 주부들에게는 결코 좋지만은 않은 날이다.

명절증후군은 몸의 피로에서 오는 신체 증상뿐만 아니라 스트레스로 인해 심리 증상까지 나타나는데, 육체 피로에 대한 걱정이 앞서다 보니 스트레스로 인한 우울증까지 동반되는 것이다.

우울증에 걸리면 짜증이 나고 무기력해지며 두통이나 복통을 호소하는 사람들이 많다. 하지만 이것은 명절증후군의 시작에 불과하다. 쪼그리고 앉아서 전을 부치기 때문에 무릎관절과 허리에 압력이 가해져 통증이 심해지고, 눈 깜빡할 사이에 산더미처럼 쌓이는 설거지를 감당하느라 손목관절에 무리가 가기도 한다. 특히 폐경기가 가까워지면 여성호르몬인 에스트로겐 분비가 크게 줄어들고 체내 칼슘이 급속도로 빠져나가기 때문에 50대 이후 폐경기 여성들의 명절증후군 증세는 더욱 심해진다고 할 수 있다.

가족의 관심과 사랑 그리고 스트레칭

그렇다면 주부들이 명절증후군에서 해방되기 위해서는 무엇을 어떻게 해야 할까? 가장 필요한 것은 가족들의 관심과 사랑이다. 명절 준비를 당연하다는 듯 무조건 부인, 엄마에게 맡기는 것이 아니라 가족들이 함께해야 한다. 가족 모두가 함께하는 명절을 위해 모두 둘러앉아 음식을 만들면서 명절이 고된 가사노동을 하는 날이 아니라 즐거운 날이라는 점을 주부들이 인식할 수 있도록 도와야 한다.

또한 좁은 공간에서 장시간 같은 자세로 일하다 보면 관절이나 근육에 손상이 갈 수 있으므로 틈틈이 스트레칭을 하고 휴식을 취해야 한다. 50세 이후라면 무거운 물건을 들거나 허리를 구부렸다가 펴는 동작이 필요한 일은 몸 건강을 위해 피하고, 주위 식구들에게 도움을 요청하여 집안일의 참여를 유도하도록 한다.

40~50대 어머니 세대는 명절 준비를 여성들이 나서서 해야 한다고 생각하지만 명절의 진정한 의미와 자신의 건강을 위해서라도 명절 준비는 온 가족이 함께 나서서 하도록 유도하는 것이 옳다고 할 수 있습니다. 또한 명절을 전후해서 평상시와 다른 이상 증세가 나타난다면 '명절증후군'을 의심해 보고 병원을 찾아 전문의의 진단을 통해 적극적인 치료를 받는 것이 좋습니다.

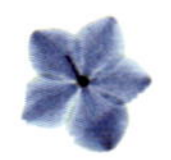

폐경 후 질출혈,
자궁암 검사가 우선

70대의 한 어르신이 나이 50세에 끊어졌던 생리를 60세부터 다시 시작하면서 10년 동안 검은 머리가 나는 등 '회춘'을 경험했다. 그리고 70세가 되자 다시 생리가 멈추는 것을 보고 슬퍼하셨다.

"처음엔 어디가 잘못된 줄 알고 너무 놀랐어."

환갑의 나이에 아래쪽에서 피가 보이자 깜짝 놀라 병원을 찾았는데, 몸의 이상이 아니라 정말 생리를 다시 하게 되었던 것이다.

이처럼 간혹 끊어졌던 생리를 다시 하는 경우가 있다. 그렇게 다시 시작한 생리를 10여 년 가까이 하더니 칠순이 되자 기어이 멎더라면서 몹시 아쉬워했다. 100세가 넘어도 여성은 여성이다.

이 할머니처럼 생리를 다시 시작하는 것은 가능할 수 있지만, 일반적으로 출혈이 있으면 병원을 찾아야지, '어라? 생리를 다시 시작하네!' 하면서 마냥 좋아해서는 안 될 일이다.

주부 황은순(57세) 씨는 3개월 전부터 소량의 질 출혈이 시작되어 병원을 찾았다. 폐경이 된 지 3년이나 지난 상태에서 다시 생리를 할 리는 없을 것이라 생각했지만 처음에는 출혈량이 적어 대수롭지 않게 여겼다.

하지만 시간이 갈수록 출혈량이 늘어났다. 최근 5년간 산부인과 검진을 받아 보지 않았기에 불안함이 커져 결국 병원을 찾았다.

검사 결과는 '자궁내막암'이었다. 다행히 조기에 발견해 수술 후 정기 진료만 받으면 완치 확률이 높았다. 가벼운 질 출혈 정도로 여겼다가 혹시 하는 불안감에 병원을 찾은 덕에 그마나 빨리 수술을 하게 된 경우였다. 여성들이 자기 몸관리를 성실히 잘 하거나 혹은 차라리 불안에 떨면서 병원을 자주 찾는 게, 무관심으로 일관하면서 산부인과 의사를 저승사자 보듯 하는 여성보다는 낫다고 스스로를 위로해본다.

폐경 후 출혈, 대부분은 이상 없어

폐경 이후 여성이 다시 생리를 시작하는 일은 거의 없다고 보아도 무방하다. 하지만 종종 폐경 후 질출혈 증상으로 건강 이상을 고민하는 여성들이 있는데, 사실 대부분의 경우는 크게 걱정하지 않아도 된다.

폐경 후 출혈은 원인이 다양하지만 대부분 자궁경부나 내막에 폴립이 생긴 경우, 너무 오래 금욕한 후 성관계를 하다가 입은 외상, 위축성 질염, 자궁근종으로 인한 출혈 등이 원인으로 작용한다. 간혹 폐경 후 호르몬 치료를 받아도 생리처럼 출혈이 나타날 수 있다. 이러한 원인으로 출혈이 나타났다고 진단을 받으면, 출혈 양상은 일시적이고 소량만 나타나므로 어느 정도 시간을 보내거나 간단한 치료, 약 복용 등으로 충분히 회복 가능하다.

자궁경부암, 자궁내막암 등 자궁암 의심해 봐야

폐경 후 출혈이 문제의 소지가 없다 할지라도 반드시 검진을 받아 보아야 하는 이유는 10퍼센트 정도가 자궁암과 관련되어 이러한 증상이 나타나기 때문이다.

자궁내막 선성 증식증, 자궁경부암, 자궁내막암, 난소암 등과 같은 심각한 원인에 의해서도 출혈이 발생할 수 있다. 자궁내막 선성 증식증은 에스트로겐의 지나친 자극으로 인해 자궁내막이 과형성된 상태로, 생리불순의 원인이 되기도 한다.

자궁경부암은 자궁경부에 발생하는 악성 종양으로 전 세계 여성에게 발병하는 암 중 두 번째, 우리나라의 경우에는 전체 암 중 4위를 차지할 정도로 흔하게 발생한다. 자궁내막암은 자궁내막에 발생하는 암으로, 자궁내막암이 있으면 유방, 난소, 대장 등에 암 발생 가능성이 높아지므로 반드시 이에 대한 검사도 병행해야 한다. 난소암 역시 난소 조직에 발생하는 악성 종양으로 50~70세 사이에 많이 발생하며, 자궁경부암에 이어 두 번째로 흔한 부인과 암이다.

암, 조기에 발견할수록 완치 확률 높아

자궁암을 예방하기 위한 생활습관으로는 육류와 패스트푸드 섭취를 줄이고, 비타민 A와 카로틴, 엽산 등이 풍부한 채소와 과일을 섭취하는 등의 일상생활 관리가 중요하다. 하지만 무엇보다 중요한 것은 바로 일 년에 한 번씩 정기검진을 통해 자신의 건강 상태를 주기적으로 살펴보고, 이를 통해 암과 같은 위험 질병의 조기 발견을 높이는 것이다.

대부분의 암은 조기 발견하여 치료를 할 경우 완치 확률이 80퍼센트 이상이다. 특히 자궁경부암의 경우 수술을 통해 거의 완치에 가까운 치료가 가능하고, 자궁내막암도 수술만으로 생존율이 높아진다.

그러므로 폐경 후 출혈 양상이 있는 경우에는 홀로 고민하거나 스스로 진단을 내리려 하지 말고 의심이 생긴 즉시 전문가 검진을 통해 정확한 출혈 원인을 찾아 적절한 치료를 받아야 한다.

폐경이 되었는데도 질출혈이 나타날 때는 혼자 고민하지 말고 반드시 전문의의 진찰을 받는 것이 좋습니다. 이때 이루어지는 검사는 혈액 검사, 초음파 검사, 조직 검사 등의 간단한 검사부터 시행하기 때문에 이상 여부를 대략 확인받을 수 있고, 이상이 의심될 경우 조직 검사, CT, MRI 등의 정밀 검사를 통해 보다 정확한 진단이 가능합니다.

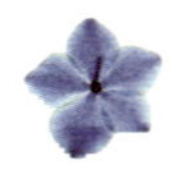

질금질금 요실금이 괴로워

얼마 전 둘째를 출산한 주부 김선경(40세) 씨는 요즘 크게 소리 내어 웃지도 못한다. 그러면서 부쩍 친정 어머니가 생각난다.

호탕한 성격에 우하하 잘 웃던 김선경 씨의 친정 어머니는 하루에도 몇 번씩 속옷을 갈아입으셨다.

"아이고, 쌌네~."

"아이 참, 엄마는 창피하게……."

"뭐시 챙피혀? 너도 아 낳아 봐라. 이래 안 되는가."

"좀 조심하면 되잖아~."

그렇게 핀잔을 줘도 친정 어머니는 개의치 않고 호탕한 웃음을 멈추지 않았다. 큰 소리로 '또 쌌네' 하던 엄마가 그렇게 부끄러웠는데, 이제 그녀도 같은 신세가 된 것이다.

처음에는 애를 둘이나 낳았으니 당연히 그러려니 하고 대수롭지 않게 여겼는데, 시간이 지나도 나아질 기미가 보이지 않았다. 이젠 재채기나 기침만 해도 찔끔거린다. 아무래도 보통 일이 아니다 싶어 부랴부랴 병원을 찾았다.

요실금은 임신·출산이나 중년 이후의 노화 등으로 인해 여성에게 흔히 생기는 질환 중 하나지만, 대부분 수치스러운 병으로 생각해서 감추려는 경향이 많다. 하지만 요실금은 나이 든 사람들의 전유물이 아니라 출산을 한 임산부는 물론 미혼 여성에게도 흔히 나타난다. 비록 큰 병은 아니지만 방치할 경우 염증이 생기기도 하고, 스트레스나 우울증에 시달리는 등 정신적인 문제까지 생길 수 있으므로 조기에 치료하려는 노력이 필요하다.

요실금이란 자신의 의사와는 상관없이 때와 장소를 가리지 않고 소변이 새어 나오는 증상을 말한다. 크게 웃거나 기침·재채기를 할 때, 줄넘기 등의 운동을 할 때, 무거운 물건을 들 때 등 복압이 증가하는 행동을 했을 때 자신도 모르게 소변이 샌다.

경우에 따라서는 성관계를 할 때 소변이 새어 나오기도 하고, 심하면 걷거나 앉아 있을 때에 소변이 나오기도 하는 아주 곤혹스러운 증상이다.

요실금의 원인

선천적으로 몸이 허약하거나 방광과 주변 생식력이 약해지면 이런 증상이 나타난다. 평소 배가 차고 하체가 약하면 방광의 기능이 떨어져 요실금 증상이 오기 쉽고, 출산이 반복되거나 수술, 유산, 폐경 등으로 방광을 비롯한 요도, 골반 근육이 이완되어 발생하기도 한다. 한방에서는 기혈의 흐름이 원활하지 못해 방광 및 소변 기능이 무력해지는 것으로 보기도 한다.

요실금은 특히 임신·출산과 관련되는 경우가 많고, 노화로 인해 괄약근이 이완되면서 제 기능을 하지 못해 발생하기도 한다. 최근에는 출산 경험이 없는 여성이 요실금 증상을 보이는 비율이 높아지고 있다. 전문가들은 평균연령 증가, 폐경에 따른 호르몬 결핍, 비만, 천식 등과 같은 지속적인 기침을 유발하는 질환, 신경학적 이상 및 과도한 신체 활동 등을 발병 원인으로 꼽는다.

노화에 의한 요실금은 나이가 들면 질 세포와 신경 기능이 약해지면서 요도괄약근에 변화가 오고, 폐경 후 여성호르몬인 에스트로겐이 부족해짐에 따라 방광을 지지해주는 구조가 약해지거나 제 기능을 하지 못하게 되었을 때 나타난다. 복부의 압력이 높아질 때 이를 저지하는 힘이 약화되어 저절로 소변이 나오는, 즉 복압에 의한 요실금도 있다. 복압을 높이는 잦은 기침, 방광에 압력을 주는 난소의 물혹 등이 요실금의 원인이 될 수 있으며, 비만 여성의 경우 복부 지방 때문에 복압이 상승함으로써 요실금 증세가 심하게 나타날 수 있다.

대표적 요실금의 종류와 치료

* 복압성 요실금 : 재채기, 웃음, 줄넘기, 달리기와 같이 배에 힘이 들어갈 때 소변이 흐르는 것으로, 요도괄약근의 손상으로 발생한다. 즉, 방광과 요도를 지탱하는 근육과 인대가 약해져서 무의식적으로 방광이 수축하여 소변이 나오는 것을 막아내지 못하는 것이다. 복압성 요실금은 출산에 따른 골반 근육의 약화와 골반 이완에 따른 방광과 요도의 과운동성이 주요 원인이다. 이외에도 비만, 만성 변비, 폐경 및 노화 현상이 증상을 악화시킬 수 있다. 복압성 요실금은 방광이 늘어져서 생긴 것이기 때문에 수술 치료가 원칙이며, 요실금 증상이 심하지 않거나 비교적 젊

은 여성일 경우 골반근육운동(케겔운동)이나 전기자극을 이용한 바이오 피드백 요법도 효과적이다.

* 절박성 요실금 : 소변이 자꾸 마렵거나 갑자기 소변이 마려울 때 참기 어려운 것을 말한다. 흔히 소변이 몹시 급할 때 화장실에 가지 않으면 속옷을 적시는 경우가 많고, 화장실에서 속옷을 내리면서 적시기도 한다. 이 때문에 습관적으로 화장실의 위치를 파악하게 된다. 또한 화장실을 자주 가야 하므로 생활하는 데 많은 불편이 따르고, 심리적 불안도 적지 않다. 주 원인은 방광근의 이상 수축이나 신경손상, 방광염, 과민성 방광 등이다.

절박성 요실금은 방광을 지배하는 신경이 예민해져서 생기는 것으로 방광의 예민함을 감소시키는 약물요법으로 치료가 가능하다.

과민성 방광이란?

과민성 방광의 주요 증세는 금방 화장실에 갔다 왔는데도 잔뇨감 때문에 다시 소변이 마려워 화장실에 달려가고 싶은 느낌이 드는 것이다. 이로 인해 화장실에 자주 가는 빈뇨 증세(하루 8회 이상)도 동반될 수 있다. 심한 경우 밤에도 소변이 마려워 자다가 화장실에 가는 경우도 있고, 더 심한 경우 화장실에 가기도 전에 속옷을 적시는 절박성 요실금이 나타날 수도 있다.

방치하면 우울증이 될 수도 있으니 주의

개인 위생상의 문제 이외에도 요실금은 정신적인 문제까지 생길 수 있
으므로 치료를 위한 적극적인 노력이 필요하다. 요실금은 스스로 불결
함을 느끼거나 수치심을 가지게 될 뿐만 아니라 여성으로서의 자신감이
위축되고 우울증에 시달리는 등 일상생활 전반에 걸쳐 지장을 준다.

따라서 자주는 아니지만 기침을 하거나 심하게 웃는 경우 요실금 현상
이 이따금 나타난다면 그냥 두지 말고 의사의 조언을 구하는 것이 좋다.
물론 증상이 개선된 후에는 재발 방지를 위한 노력도 게을리하지 않아
야 한다.

요실금을 방치하면 회음 부위가 항상 소변에 노출되어 방광염이 생기거나
질염, 자궁염, 골반염 등으로 발전할 수 있습니다. 나이가 들어감에 따라
질 부위로 방광이 빠지거나 자궁탈출증이 동반될 수도 있습니다. 또한 가
벼운 조깅이나 빠른 걸음에도 오줌이 새게 되면 운동도 할 수 없게 되고
건강을 유지하는 데 문제가 생길 수 있으니 부끄럽다고 방치하지 말고 적
극적인 치료를 권합니다.

요실금 예방을 위한 생활법

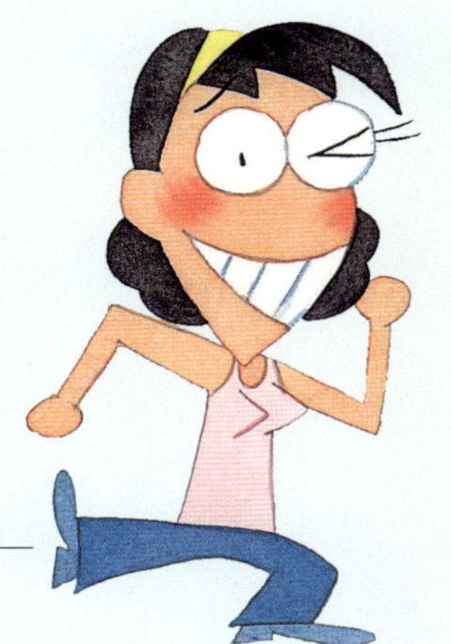

케켈운동

케겔운동은 요실금 환자가 아니더라도 젊어서부터 꾸준히 하면 비뇨기계 건강에 큰 도움이 된다. 또한 성기능과 골반통을 개선하는 데도 효과적이다. 언제 어디서나 할 수 있지만, 지속적으로 하려면 매일 아침, 저녁에 15분 정도 하는 것이 효과적이다.

먼저 똑바로 누운 상태에서 무릎을 세우고 손을 배 위에 놓는다. 그런 다음 항문, 요도, 질을 오므리는 기분으로 하복부에 5초간 힘을 준 뒤 서서히 힘을 뺀다. 이 동작을 반복해서 시행하면 된다. 다리를 곧게 뻗은 상태로도 할 수 있고, 손을 바닥에 대고 엉덩이를 들어올린 상태에서도 가능하며, 테이블에 손을 가볍게 대고 양발을 벌려 선 상태에서도 가능하다. 이때 아랫배에 힘을 빼고 숨을 참지 않도록 하는 것이 중요하다.

비만 관리

비만은 방광에 압력을 가하기 때문에 요실금 환자들이 피해야 할 적 중의 하나이다. 평소 꾸준히 운동을 해서 비만이 되지 않도록 관리한다. 또 체중관리 외에도 근력운동을 꾸준히 하고 복부를 따뜻하게 유지하는 것도 도움이 된다.

카페인 섭취 금지

카페인이 많이 든 커피나 녹차 등은 되도록 마시지 않는 것이 좋다. 카페인은 방광을 자극하여 예민하게 하기 때문이다. 탄산 음료도 같은 방식으로 요실금 증세를 일으킬 수 있으므로 피하는 것이 좋다.

규칙적인 운동

운동은 장의 움직임을 좋게 하고 골반근육의 긴장도를 유지시켜 요실금을 방지한다. 등산도 좋고, 벨리댄스도 권할 만하다. 벨리댄스는 골반을 반복적으로 움직이는 동작이 많아서 질과 요도 주위를 감싸고 있는 치골천골근과 회음 주위 근육, 연조직들을 강화시켜 요실금 증상을 예방하는 데 도움을 준다.

벨리댄스는 임신을 한 상태에서도 가능한데, 출산 시 순산 확률을 높여주는 이점도 있다. 다만 유산기나 조산기가 있는 경우, 과체중이나 저체중 태아의 경우, 임신부가 당뇨병 등과 같은 임신 합병증이 있는 경우라면 부작용을 초래할 수 있으므로 전문의와 먼저 상담을 하는 것이 좋다.

적당량의 물 섭취

요실금 증상으로 실수를 할까 봐 평소 물을 잘 마시지 않는 여성들이 있는데, 이는 소변을 농축시켜 방광을 자극할 수 있으므로 오히려 좋지 않다. 또한 소변에서 심한 냄새가 날 수 있으므로 적당한 수분(하루 1리터 정도)을 섭취하는 것이 좋다.

배뇨일지 작성

소변을 너무 자주 보는 여성이라면 1주일 동안 소변 보는 주기와 소변의 양 등을 기록한다. 이를 통해 자신의 배뇨 간격을 확인하고 점차 배뇨 간격을 늘려서 화장실에 가는 횟수를 8회 정도로 제한한다. 방광이 과민한 여성이나 경증의 요실금 환자에게 도움이 된다.

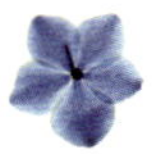

중년 부부의 이불 속 사정

우리나라는 외국에 비해 부부간 잠자리 횟수가 현격히 적은 편이고, 보수적인 사회 분위기 탓에 여성이 적극적인 태도를 보이기 힘들어 부부관계도 남성이 주도적으로 이끄는 경우가 많다.

40대가 넘어서 산부인과를 찾는 중년 부인들에게서 의외로 많이 접하게 되는 이야기가 바로 남편과의 잠자리 문제다.

30대 중후반에는 경제적으로 여유가 많지 않은데다 아이들 뒷바라지 때문에 자연스레 성에 대해 무관심해진다. 그러다 40대가 되어 경제적, 시간적 여유가 늘어나고 자연스레 성에 대한 관심이 커지면서 남편과의 잠자리 문제가 발생한다. 특히 자연분만을 통해 발육 상태가 좋은 건강한 아기를 낳았다면 성적인 만족감이 예전보다 떨어지기 때문에 더욱 문제가 된다.

'피식' 하고 바람 빠지는 소리가 난다든가, 관계 도중 남편의 성기가 빠지는 일이라도 생기면 민망하기 그지없다. 게다가 '좀 더 조여봐!' 란 소리라도 듣게 된다면 화는 나지만 어찌할 줄 모르고 쥐구멍이라도 들어가고 싶은 심정이 된다.

자연스레 심리적으로 위축되면서 자신감도 없어지고 출산 전 모습을 그

려보기도 한다. 왠지 모를 서글픈 감정과 함께 우울해지기까지 한다. 게다가 남편이 성적인 불만족을 핑계로 외도를 하면서 아내를 원인 제공자라고 몰아세우는 경우도 있다. 이렇게 되면 여성은 자연스레 성 혐오증에 빠지게 되고, 때로는 이것이 불감증의 원인이 되기도 한다.

출산에 따른 여성의 질경 변화는 당연한 현상이다. 질 수축력은 여전히 강력하지만 출산 전의 느낌과 같을 수는 없다. 많은 여성이 이것 때문에 전전긍긍, 혼자 고민하며 살고 있다.

게다가 부부간의 문제는 지인이나 가족에게 털어놓지도 못한다. 상담이나 치료를 위해 병원을 찾은 경우에도 쉽사리 속내를 꺼내기 어렵다. 하지만 이야기를 나누다 보면 남모르게 속상하고, 상처 입은 그간의 고통이 우러나와 진료 상담 도중에 눈물까지 보이는 분도 있다.

여성에게 중년은 곧 인생의 황금기인데, 이런 문제로 남편과 갈등을 빚을 필요는 없다. 오히려 하고 싶은 일도 많아지고 의욕도 높아야 할 시기에 성적인 문제 때문에 남편에게 흠을 잡히고 자존심이 상하게 된다면 과감하게 이를 극복해야 한다.

사실 중년에 생기는 부부간의 잠자리 고민은 대부분 간단한 시술을 통해 크게 상황을 개선시킬 수 있으며, 예전의 몸매로 돌아갈 수 있다.

아무리 중년이 넘은 지긋한 나이라 해도 부부간의 잠자리는 결혼생활의 중요한 부분이다. 이런 중요한 일을 혼자 속앓이 하지 말고 상황을 개선시킬 수 있는 방법을 좀 더 적극적으로 찾으려는 자세가 바람직하지 않을까 한다.

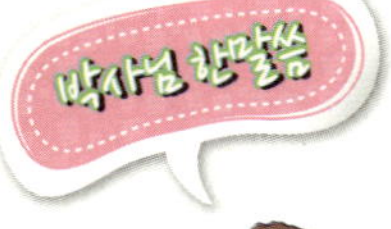

성적으로 개방되고 여성의 사회적 지위가 향상된 요즘, 시대 변천과 미적 감각의 발달과 함께 '속이 좁은 여성', '속이 예쁜 여성' 등의 개념이 생겨나면서 감추어진 외성기의 아름다움에 대해 관심이 많아졌습니다. 이 때문에 회음 질 성형수술(일명 이쁜이 수술)이 가능하게 되었고, 이를 통해 여성들은 내적 자신감과 만족감을 추구할 수 있게 되었습니다. 이는 또한 결혼 전의 아름다운 모습을 유지하여 당당한 여자로 살고 싶은 여성들의 소망이기도 합니다.

회음 질 성형수술이 필요한 경우

- 성관계 시 조이는 느낌이 적거나 남성의 성기가 자주 빠지는 경우
- 질 분비액(애액)이 적거나 성교통을 느끼는 경우
- 목욕탕에서 물이 질 속으로 들어가는 느낌이 들 경우
- 성관계 시 바람 빠지는 소리가 날 경우
- 냉증이 심하거나 냄새 등 질염이 자주 재발되는 경우
- 성감이 미약하거나 느끼지 못하는 경우

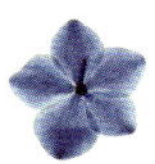

중년 여성의 말 못할 고민, 소음순기형

두 자녀를 둔 주부 박진희 씨(42세)는 둘째를 낳고 소음순이 늘어나 조금 꽉 끼는 바지를 입어도 아래가 불편하고, 행여 자전거라도 타려면 쓰라린 느낌이 들어 제대로 움직이기조차 힘들었다.

"자전거에 장바구니를 매달고 쌩 달리는 여자들을 보면 부러워요."

문제는 그뿐만이 아니었다. 남편과의 잠자리는 더욱 고통스러웠다. 이 핑계 저 핑계를 대며 남편을 거부하다가 결국은 각방살이를 하게 된 것이다.

"계속 이렇게 지내다가는 남편이 더 이상 절 찾지 않게 될까 봐 두려워요. 또, 이 사람이 바람이라도 피우지 않을까 걱정도 되고요. 선생님 우리 부부 좀 살려주세요."

"진작 오시지 그랬어요. 아주 간단하게 해결할 수 있는데!"

레이저 수술에 대해 알려주자 박진희 씨는 한숨을 푹 내쉬더니 어이없다는 듯한 얼굴로 말했다.

"아니, 그런 방법이 있는데 왜 아무도 말을 안 해줬을까요?"

그동안 고민한 것이 억울하기도 하고, 무엇보다 이미 멀어진 남편과의 관

계를 바로잡을 수 있다는 희망에 박진희 씨는 빠르게 시술 일정을 잡았다.

여성의 꽃이라 불리는 소음순

소음순은 여성 외부 생식기의 일부로 위로는 음핵부터 일정한 패턴으로 질 입구의 하방까지 이어진다. 소음순의 정상적인 모양은 규정되어 있지는 않지만 일반적으로 볼 때 높이는 5~10mm 미만, 두께는 3~5mm가 평균적이며 보기에도 좋다. 탄력과 신축성이 풍부한 조직으로 질 내부 보호와 보습 기능을 담당하고 있는데, 혈관과 신경이 잘 발달되어 있어 성교 시 성감대로 작용하기도 한다.

정상적인 소음순은 모양이 마치 나비의 날개 혹은 꽃잎과 같다고 해서 '여성의 꽃' 이라고도 불린다. 사람의 얼굴이 모두 다르듯 소음순의 모양 역시 다양하다. 잦은 접촉이나 노화로 인해 늘어지거나 비대해질 수 있다.

소음순이 너무 길거나 커서 소변이 소음순을 타고 흐르면서 냄새가 나거나 잦은 질염과 방광염 등 위생상 문제가 있을 경우, 청바지처럼 꼭 끼는 옷을 입었을 때 회음부 불편감이나 통증이 생길 때, 자전거나 승마 등의 운동에 지장이 있을 때, 성관계 시 성교통이 있거나 불편감을 느낄 때, 비대칭 등 심각한 소음순 기형으로 자신감을 상실했을 때, 땀이 차서 외성기가 쓰리거나 색소침착이 심해서 스트레스를 받을 때에는 소음순성형 수술이 도움이 된다.

생활 불편과 건강 개선에 도움

성감의 증진을 목적으로 하는 여타의 여성 성형과 달리 소음순 성형은 일상생활의 불편을 개선시켜 주고, 생식기 건강을 지키는 목적이 더 강하다. 일반적으로 성형수술이라 하면 자신의 모습을 더욱 예쁘고 아름답게 하려는 치장의 의미가 크지만 소음순 성형은 생활 개선과 생식기 건강을 위해 반드시 필요한 수술이라 할 수 있다.

1시간 이내 레이저 수술로 치료 가능

레이저로 시술하는 소음순 성형술은 출혈과 통증이 거의 없고, 흔적도 남지 않는 비교적 간단한 수술이다. 수술 시간도 1시간 이내로 짧고, 회복도 빨라 수술에 대한 부담도 적다.

수술 후에는 잦은 질염, 방광염이 개선되고 자전거 타기나 청바지 착용 등 생활의 불편이 개선되는 것뿐만 아니라 기형적 형태로 인해 남몰래 스트레스를 받거나 부부간 잠자리를 피했던 여성의 만족감을 극대화시켜주는 데에도 도움이 된다.

의외로 많은 여성들이 선천적으로 또는 후천적 원인으로 인한 소음순의 모양 때문에 고민하고 있습니다. 소음순이 너무 크거나 늘어져 있는 경우에는 만성질염 등 여성질환에 걸릴 가능성이 높아져 생활에 불편을 줄 뿐만 아니라 남모를 스트레스, 성에 대한 자신감 상실까지 불러올 수 있습니다. 소음순성형은 단순한 외형 치료뿐만 아니라 자신감 회복 등 심리적인 부분에도 도움을 주기 때문에 혼자서 고민만 하지 말고 전문 클리닉을 찾아 상담 후 치료를 받는 것이 좋습니다.

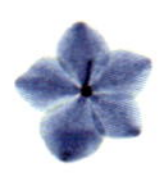

오르가슴이 뭐예요?

주부 권미애(45) 씨는 평소 잘 가는 찜질방에서 기가 막힌 소리를 들었다.

"순이 엄마 말이야. 보기와는 달리 은근히 밝히는 것 같아."

"그게 뭐 혼자 밝힌다고 되는 일인가?"

"글쎄, 아니라니까. 신랑하고 속궁합도 잘 맞는 모양이야. 요즘 순이 엄마는 신랑 보약 먹이는 재미로 살림한다 그러더라고."

"그러게. 오늘도 신랑이 일찍 왔다니까 찜질도 하다 말고 그냥 갔어."

"에이고, 부러워라. 우리는 언제쯤 알콩달콩 궁합 맞춰서 살아보나 그래."

권미애 씨는 귀를 쫑긋한 채 사람들의 이야기에 귀를 기울였다.

21세 꽃다운 나이에 아무것도 모른 채 시집을 와서 신랑이 원하면 잠자리를 했다. 신랑이 안아주는 것은 좋았지만, 그 시간이 애타게 기다려지거나 신랑이 밤일 때문에 힘이 빠질까봐 걱정을 한 적은 한 번도 없었다. 한편으로는 그게 정말일까, 그렇게 좋은 걸까 하는 의문이 들기도 했다.

여성의 성감을 좋게 해주는 수술

여성의 음핵은 남성의 페니스에 해당되는 부위로
성적으로 흥분을 하면 내부에 혈액이 단단히 채
워지면서 부풀어 오르게 되고, 성적 자극에 민
감하게 작용하게 된다. 음핵이 피부에 심하게
덮여 있거나 포피 밑에 파묻혀 있으면 신경
분포와 혈액순환이 미약해서 성적 자극에 둔

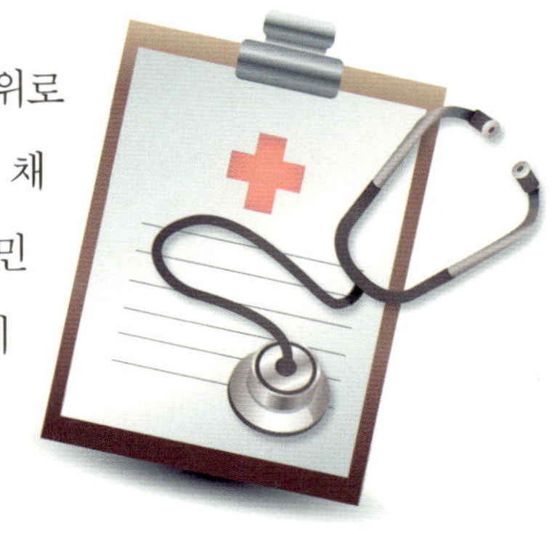

감하게 되고, 이에 따라 성적 만족도가 떨어져 불감증의 원인이 될
수 있다.

인터넷 리서치 자료에 따르면 여성의 경우 잠자리를 할 때마다 오르가
슴을 느끼는 사람은 21퍼센트, 가끔 느끼는 사람은 63퍼센트로 나타났
다. 오르가슴을 전혀 느끼지 못하는 사람은 16퍼센트였다. 오르가슴을
느끼지 못하는 주된 이유는 자신의 불감증 42퍼센트, 자신의 정신적 문
제 15퍼센트 등 57퍼센트가 자신에게 문제가 있는 것으로 보고 있었다.
기타 남편 건강은 36퍼센트, 성적인 기술 문제 5퍼센트 등이었다.

또한 여성의 성적 민감도가 가장 민감한 부위를 묻는 질문에는 음핵(클
리토리스) 57퍼센트, 질 속(G스팟) 31퍼센트, 유두 10퍼센트 순으로 나
타나, 음핵이 가장 중요한 부위임을 알 수 있었다.

이 가운데 여성의 신체구조적인 문제로 인한 불감증은 성감증대수술을
통하여 해결할 수 있다. 대표적인 성감증대수술로는 음핵 수술과 지스
팟 융기술을 꼽을 수 있다.

음핵 수술

여성의 회음부 중 질과 요도의 상단부에 약간 돌출되어 있는 부위이다. 일반적으로 음핵의 반 정도는 포피에 덮여 있고, 반쯤은 노출되어 있다. 성감을 받으면 이 부위가 부풀어 오르면서 커지는데, 만약 음핵을 포피가 완전히 덮고 있을 경우에는 성감을 덜 느끼거나 아무것도 느끼지 못하는 경우도 있다.

음핵 수술은 부부관계 시 음핵(클리토리스)의 직접적인 마찰이나 압박이 잘 되도록 해 주는 수술로, 여성이 성적인 자극을 최대한 느낄 수 있도록 해줄 수 있다.

지스팟 융기술

여성은 질 속에서도 성감을 강하게 느낄 수 있는 부위가 있는데, 이곳이 바로 '지스팟(G-spot)'이다. 질 입구에서 3~5센티미터 안쪽으로 10시에서 11시 방향쯤에 있는 것으로 알려져 있다. 평소에는 돌출되어 있지 않지만 성감을 느끼면 열을 내면서 볼록해진다. 성감이 약하거나 잘 느끼지 못하는 여성에게 지스팟이라 예상되는 질근막 하부에 생체물질을 넣어주면 지스팟이 돌출되어 성감에 민감해질 수 있다. 일부에서는 양귀비 수술이라 부르기도 한다.

지스팟(G-spot)이란?

일부 논문에서는 여성이 오르가슴의 흥분을 느끼는 순간 사정을 한다고 보고하고 있다. 질 입구에 있는 성적으로 민감한 이 부위를 처음으로 발견하여 보고한 사람은 그라펜버그(Grafenberg)란 산부인과 의사이다. 지스팟(Grafengerg spot)이란 이름은 바로 이 의사의 이름을 떤 것이다.

이 부위를 자극하면 남자의 전립선액 성분과 유사한 사정액이 요도를 통해 강하게 분출된다고 한다. 약 40퍼센트의 여성들이 경험한다고 보고되기도 한다. 하지만 남성의 전립선과 동일한 기능을 하는지는 분명하지 않다. 여성의 오르가슴은 어떤 특별한 패턴이 있는 것이 아니고 감정적이거나 신체적으로 개인마다 다르다는 점을 알아야 한다.

여성의 불감증은 불치병이 아닙니다. 또한 불감증은 남자들이 만들어낸 병이기도 합니다. 여자는 머리(뇌)로 섹스를 하고, 남자는 눈으로 섹스를 한다고 합니다. 그러므로 여성은 남성에 대해 먼저 친밀감이나 애정을 쌓아야 제대로 성감을 느낄 수 있습니다. 만일 구조적인 문제일 경우 음핵 수술을 통해 음핵체와 포피의 적당한 조화를 맞춰 주면 성감을 느낄 수 있습니다.

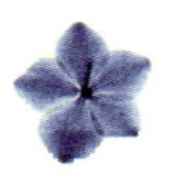

폐경 · 50대 · 과체중 =
골반장기탈출증

언젠가부터 밑이 묵직하고 이물감이 든다고 찾아온 이은순(67세) 할머니.

"화장실을 다녀와도 개운치 않고, 소변이 자주 마렵고 참을 수가 없어요. 게다가 걸을 때도 오줌이 줄줄 새 외출할 때면 커다란 패드를 해야 하고 심할 때는 오래 서 있거나 제대로 앉기도 힘들어요."

"혹시 손으로 만져지는 건 없으신가요?"

"네. 날이 갈수록 밑이 빠지고 혹 같은 게 잡혀요. 이게 무슨 일인가요, 선생님?"

검사 결과 이은순 할머니는 '골반장기탈출증' 이라는 진단과 함께 수술을 받게 되었다.

50대 폐경기 이후 여성에게 흔해

골반장기탈출증은 폐경기 이후 노년층 여성에게 흔히 나타나는 증상으로, 골반 안에서 장기를 받쳐주는 인대 및 조직이 노화나 비만으로 약해지면서 자궁이나 방광, 직장 같은 장기가 밑으로 처지는 질환이다. 골반

내 장기가 질을 통해 빠져 나와 혹처럼 만져져 흔히들 '밑 빠지는 병' 이라고도 한다.

우리나라 성인 여성 10명 중 3명이 앓고 있을 정도로 흔하며, 특히 50대 폐경기 이후 여성에게 주로 나타난다고 알려져 있다. 대부분 노년층 여성이나 과체중, 출산을 많이 한 여성들에게 생기지만 간혹 난산을 한 후제대로 회복이 되지 않았거나 골반이 약한 젊은 여성에게서도 찾아볼 수 있다.

자궁탈출증, 요실금, 변실금 불러와

골반장기탈출증 가운데 가장 흔히 나타나는 증상이 바로 자궁탈출증 · 방광류 · 직장류 등이다. 자궁탈출증은 자궁이 느슨해진 질을 통해 빠져나와 나타나는 증상으로 배뇨 장애, 긴장성 요실금, 빈뇨, 배변 · 배뇨 시 통증, 성교통 등의 증상을 보인다. 때로는 질 쪽으로 단단한 종괴를 촉진할 수도 있으며, 시간이 갈수록 더 심해지고, 오랜 기간 서 있으면 증상이 더 심해지는 양상을 보인다.

자궁탈출증과 더불어 잘 생길 수 있는 것이 방광류와 직장류 등인데, 방광류는 나이가 듦에 따라 방광의 앞부분이 질 부위로 튀어나온 것을 말한다. 이는 때로 긴장성 요실금을 수반하기도 한다. 직장류는 직장 및 항문 주위 근육이 약해져 직장 부위가 질 쪽으로 튀어나오는 것을 의미하며, 변실금 증상을 야기할 수 있다.

과체중, 무거운 물건 드는 것 피해야

골반장기탈출증을 일으키는 원인은 바로 골반근육의 약화다. 골반근육의 약화는 노화, 비만, 선천적 요인 등으로 나타날 수 있는데, 폐경기 이후 여성호르몬인 에스트로겐이 감소하면서 자궁을 지지하는 힘이 약해져서 나타나는 증세 역시 노화와 관계가 있다고 할 수 있다.

이와 달리 골반 바닥 근육에 부하가 심하게 가서 골반 장기가 빠져나올 수도 있는데, 이는 과체중이나 무거운 물건을 자주 들거나 중노동을 하는 경우에 해당된다.

스웨덴 캐롤린스카 연구소 연구팀에 따르면, 과체중과 비만인 여성은 마른 여성보다 골반장기탈출증 위험이 2배가량 높으며, 반복적으로 심하게 무거운 물건을 들어야 하는 직업의 여성 역시 일반인보다 발병 위험률이 높다.

이외에도 만성 변비 증상이 있거나 출산을 많이 한 여성, 난산을 겪은 여성, 가족력이 있는 여성은 특별히 주의해야 한다.

골반장기탈출증을 예방하려면 항상 적정 체중을 유지하도록 하고, 출산 경험이 있는 40대 이상의 여성이라면 매년 정기검진을 받는 것이 좋다. 또한 평상시 골반근육 강화에 도움이 되는 케켈운동 등을 생활화하는 것도 도움이 된다.

골반장기탈출증의 치료는 초기인 경우 간단한 호르몬 약물 치료와 운동요법만으로도 효과를 볼 수 있습니다. 하지만 증상이 심할 경우 보형물을 이식하거나 약해진 조직을 받쳐주는 기구를 삽입하는 시술을 받을 수도 있으며, 출산 계획이 없는 여성이라면 자궁 적출 및 늘어난 방광과 직장의 근육을 조이는 수술로 치료가 가능합니다.